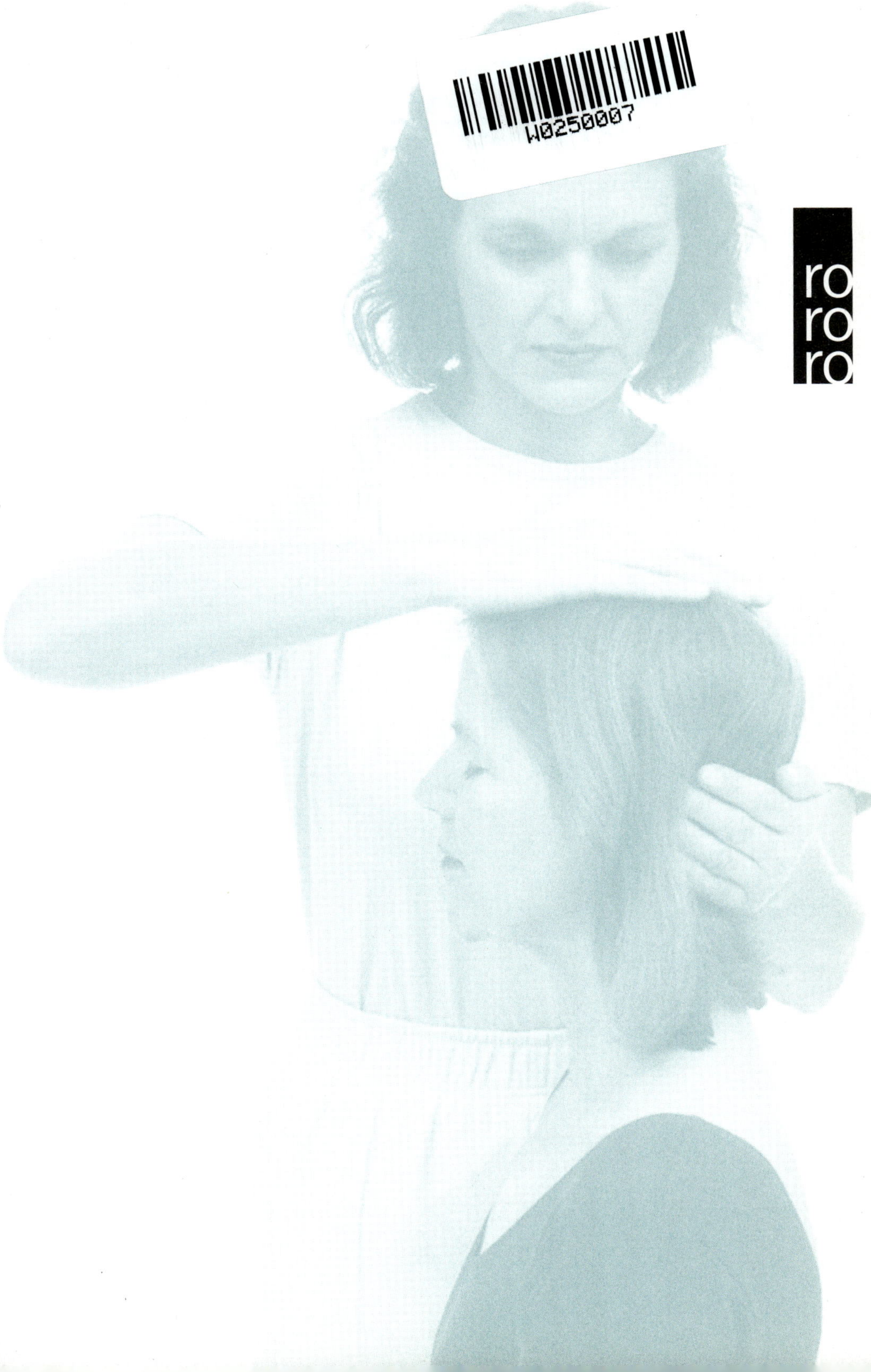

rororo

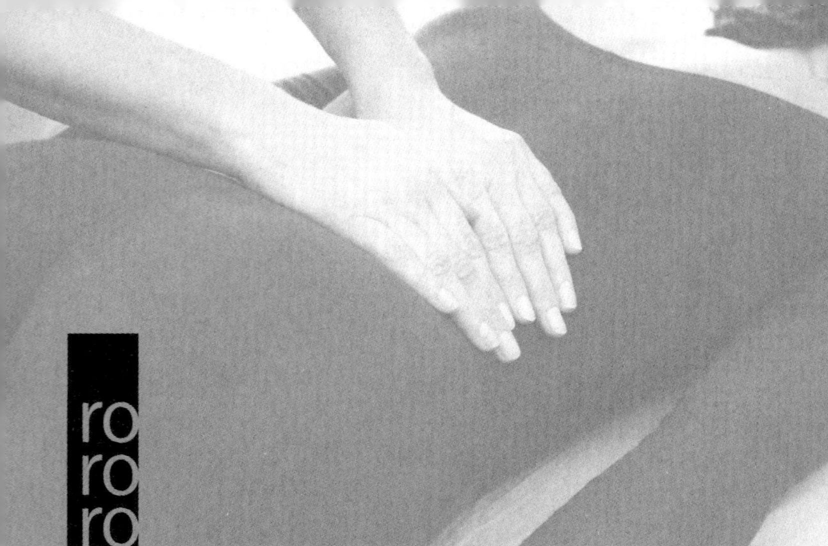

Lektorat Bernd Jost

Mary McFadyen

Die Heilkraft des Reiki

• Mit Händen heilen • Schnellbehandlung

Rowohlt Taschenbuch Verlag

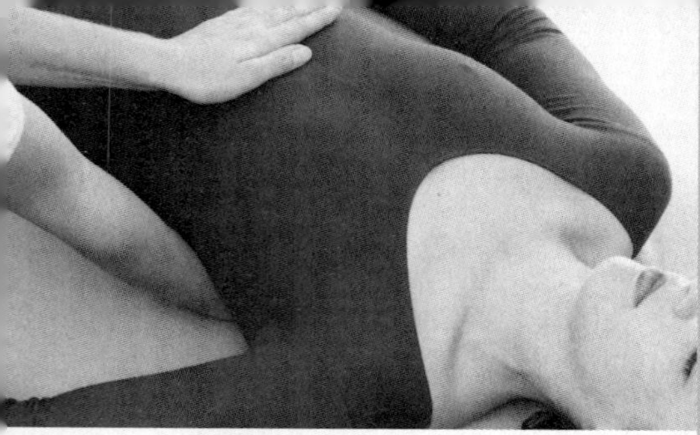

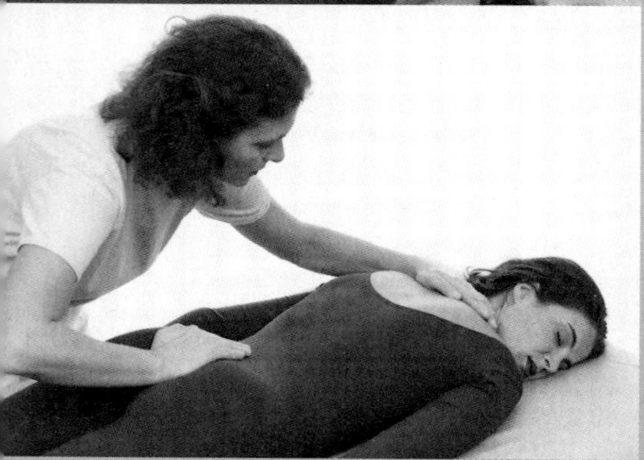

Dieses Buch ist meinem geliebten
Vincent gewidmet.

Inhalt

4. Auflage Mai 2006
Originalausgabe
Veröffentlicht im Rowohlt Taschenbuch Verlag,
Reinbek bei Hamburg, Juli 2000
Neuausgabe Januar 2003

Lektorat Katrin Helmstedt
Kalligraphie Christina Modi (Seite 11)
Illustration Matthias Waner (Seite 138)
Umschlaggestaltung any.way, Barbara Hanke / Cordula Schmidt
Fotos:
(Titel) fotoagentur jump / Kristiane Vey
(Innenteil und Rückseite) Horst Lichte
Reihenlayout Christine Lohmann
Satz Proforma und Helvetica Extended PostScript
Gesamtherstellung Clausen & Bosse, Leck
Printed in Germany
ISBN 13: 978 3 499 61400 2
ISBN 10: 3 499 61400 6

Der Zweite Reiki-Grad 149

Wichtiger Hinweis

Die Ratschläge in diesem Buch sind zwar nach bestem Wissen und Gewissen sorgfältig erwogen und geprüft worden, die Informationen und Ratschläge stellen jedoch keinen Ersatz für medizinische Betreuung dar. Eine Haftung für den Eintritt des Erfolges oder eine Haftung für Personen-, Sach- oder Vermögensschäden, die sich aus dem Gebrauch oder Missbrauch der in diesem Buch dargestellten Nahrungsmittel, der Methoden oder sonstigen Hinweise ergibt, ist für Verlag, Autor und/oder deren Beauftragte ausgeschlossen.

Wir danken der Firma Karstadt *Sport & Spiel* für die Bekleidungsausstattung unserer Models für die Fotoaufnahmen.

Vorwort

Ich habe dieses Buch in der Hoffnung geschrieben, jene Leser, die noch kein Reiki haben, zu interessieren und zu begeistern; diejenigen, die bis jetzt noch unerfahren in der Anwendung von Reiki sind, zu unterstützen und anzuleiten und das Verständnis all meiner Leser zumindest bis zu einem gewissen Grade zu erweitern.
Zusammen bilden wir und alle Reiki-Praktizierenden eine Gruppe von Lichtträgern, durch welche sich das göttliche Licht des Reiki in der physischen Welt ausdrücken kann.

Um den Lesefluss nicht unnötig zu unterbrechen, beschränke ich mich im Folgenden auf die männliche Form der Ansprache. Frauen mögen sich damit aber selbstverständlich genauso angesprochen fühlen wie Männer.

Für ihre unschätzbare Hilfe und Hingabe spreche ich meinen Freundinnen Karin Hoffmann, die das Manuskript ins Deutsche übersetzte, und Dr. Malwine Blunck, die es überarbeitete, meinen innigen Dank aus. Ich danke Beate, Heidemarlen und Jessica, die sich als Modelle zur Verfügung gestellt haben.

Mary McFadyen

Eine kurze Geschichte über Reiki

Die Ursprünge des Reiki

Auf die Frage «Woher kommt Reiki?» gibt es zwei Antworten: Historisch gesehen kommt Reiki aus Japan, praktisch kommt Reiki von Gott. Beides, Geschichte und göttliche Heilenergie – Reiki genannt –, vereinigte sich im 19. Jahrhundert in einem Mann namens Dr. Mikao Usui. In den letzten Jahrzehnten gab es wenige historische Berichte über Dr. Usui, es gibt jedoch umfassende mündliche Überlieferungen über sein Leben und seine Arbeit mit Reiki.

Die traditionelle Reiki-Geschichte

Von Meister zu Schüler wird folgende Geschichte weitergegeben: Dr. Usui, irgendwann in der Mitte des 19. Jahrhunderts geboren, war Rektor einer Knabenschule in Kyoto, Japan. Eines Tages veranlassten ihn Fragen seiner Schüler, sein Schulamt niederzulegen und herauszufinden, wie Jesus heilen konnte. Dies führte ihn zunächst in die USA, wo er einen Universitäts-Abschluss in vergleichenden Religionswissenschaften erwarb, und dann zurück nach Japan in einen kleinen Tempel außerhalb Kyotos. Nach mehreren Jahren intensiven Studiums der buddhistischen Schriften – so erzählt die Geschichte – fand er den Schlüssel, nach dem er seit vielen Jahren gesucht hatte. Er begab sich zum Berg Kurama, wo er das Gelübde ablegte, einundzwanzig Tage und Nächte lang zu fasten, zu meditieren und zu beten, um das für die Anwendung der in den Schriften gefundenen Informationen erforderliche Wissen zu erlangen.

Am Morgen des einundzwanzigsten Tages, in der dunkelsten Stunde vor

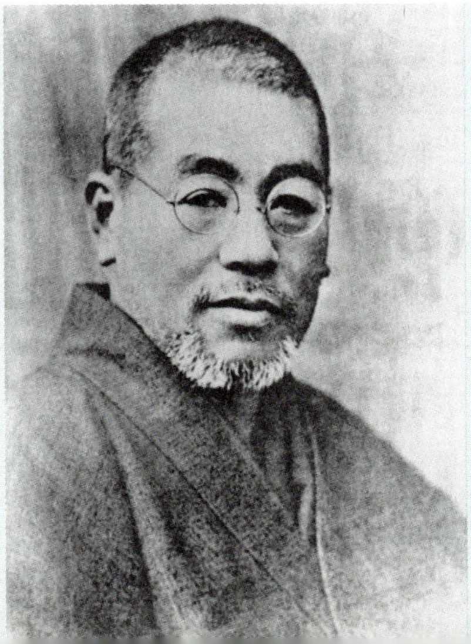

Dr. Mikao Usui

dem Morgengrauen, sah Dr. Usui ein ungeheuer strahlendes Licht. Als das Licht mit großer Geschwindigkeit auf ihn zukam, beschloss Dr. Usui, es zu empfangen, ganz gleich, was geschähe. Er nahm all seinen Mut zusammen, und das Licht traf ihn im spirituellen Auge zwischen den Augenbrauen. Er hatte eine Vision und sah Millionen und Abermillionen bunter Blasen jeder Färbung und Schattierung. Zwischen den farbigen Blasen waren weiße Blasen, in denen sich goldene Schriftzeichen befanden. Jede der weißen Blasen kam heran und stand so lange vor ihm still, bis die Information in seinen Geist eingebrannt war. Dann verschwand sie, und die nächste kam, bis er die Information erhalten hatte, die er brauchte. Auf diese Weise wurde ihm Reiki geschenkt.
In der mündlichen Überlieferung gibt es viele Einzelheiten über Dr. Usuis Rückkehr in die Welt, seine ersten Erfahrungen mit Reiki, die Hingabe, mit der er diese wundervolle Heilmethode in ganz Japan praktizierte und lehrte, sowie die Tatsache, dass er bis zu seinem Tode eine Reihe von Reiki-Meistern zur Fortführung seiner Arbeit unterrichtet und eingeweiht hat.

So erzählt man es sich heute

In den letzten Jahren sind weitere und etwas abweichende Informationen über Dr. Usui, dessen Grab jetzt entdeckt wurde, ans Licht gekommen.
Nach der Gedenkinschrift war sein Name Mikaomi Usui, er wurde 1864 geboren und starb 1926 im Alter von 62 Jahren. Er war ein frommer und gelehrter Mann, der als Erwachsener mehrere westliche Länder und China zu Studienzwecken bereiste. Am Ende einer einundzwanzigtägigen Pilgerfahrt zum Berg Kurama wurde ihm während einer Vision das Wissen von Reiki zuteil. Er wandte seine neu erlangte Fähigkeit zu heilen zuerst bei sich und seiner Familie an und eröffnete 1921 eine Klinik in Tokyo. Sein Ruhm verbreitete sich schnell.
Dr. Usui erhielt viele Einladungen in entfernte Städte und Dörfer. Durch diese Besuche verbreitete er die Energie und Praxis des Reiki.

Dr. Usuis Vermächtnis

Viele der Einzelheiten der mündlichen Geschichte über Dr. Usui, die nicht alle durch die gegenwärtig zur Verfügung stehenden Informationen bestätigt wurden, könnten gleichwohl wahr sein, und gewiss ist die Energie des Reiki greifbar, wenn die Geschichte erzählt wird. Sowohl die mündliche wie auch die

Gerade heute,
ärgere dich nicht.
Gerade heute,
sorge dich nicht.
Ehre deine Lehrer, Eltern
und die Älteren.
Verdiene dein Brot ehrlich.
Empfinde Dankbarkeit für
alles Lebendige.

DR. MIKAO USUI

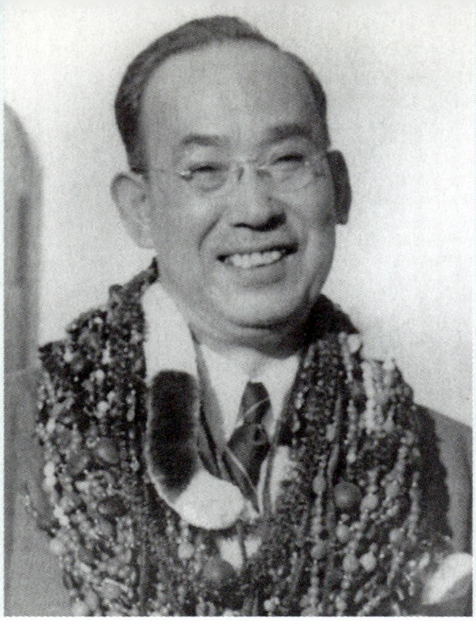

Dr. Chujiro Hayashi

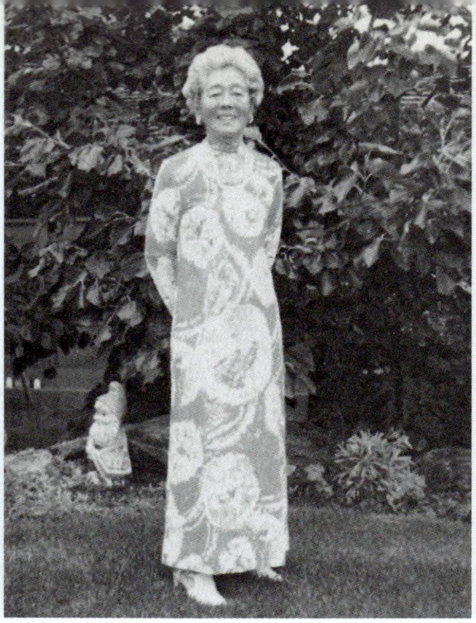

Mrs. Hawayo Takata

aufgezeichnete Geschichte stimmen darin überein, dass Dr. Usui Lehrer ausbildete, die sein Werk fortsetzen konnten, und soweit mir bekannt ist, gab es zum Zeitpunkt seines Todes siebzehn Reiki-Meister. Diese Meister setzten sein Werk – jeder mit seiner eigenen Abstammungslinie – fort und lebten ihr Leben getreu den Prinzipien, die Dr. Usui in seinem Leben befolgt hatte.
Einer der Hauptschüler von Dr. Usui war ein pensionierter Marineoffizier mit Namen Dr. Chujiro Hayashi. Dr. Hayashi gründete eine Reiki-Klinik in Tokyo. Im Jahre 1935 fand eine junge Frau, die als Kind japanischer Eltern auf der Hawaii-Insel Kauai geboren wurde, den Weg in sein Heilungs-Zentrum.

Reiki kommt in den Westen

1929 war Mrs. Hawayo Takata eine junge Frau von neunundzwanzig Jahren mit zwei kleinen Töchtern. Als ihr Mann plötzlich starb, blieb sie mit beschränkten finanziellen Mitteln und in schlechter Gesundheit zurück. Auch in den darauf folgenden Jahren erlitt sie schwere Schicksalsschläge. Jedes Jahr starb eine ihr eng vertraute Person. Ihr gesundheitlicher Zustand verschlechterte sich zunehmend. 1935 litt sie unter starkem Asthma, Gallensteinen und anderen Beschwerden. Zudem hatte man bei ihr einen Tumor entdeckt, der operativ hätte entfernt werden müssen. Aufgrund des Zustandes ihrer Lungen hatten die Ärzte jedoch Bedenken, eine Operation vorzunehmen. Als sie eines Tages verzweifelt zu Gott um Hilfe betete, hörte sie zu ihrem Erstaunen eine

innere Stimme, die ihr sagte, dass sie Gesundheit, Glück und Sicherheit finden würde. Ihrer inneren Führung folgend, ging sie nach Tokyo und kam schließlich in Dr. Hayashis Klinik, wo sie regelmäßig mit Reiki behandelt wurde. Sie wurde vollständig geheilt.
Mrs. Takata blieb in Tokyo bei Dr. Hayashi und seiner Familie. Als sie wieder bei Kräften war, wurde sie von Dr. Hayashi in den Ersten Reiki-Grad eingeweiht und begann, in seiner Klinik zu arbeiten. Sie behandelte die Kranken in der Klinik und wurde oft zu denjenigen hinausgeschickt, die ihr Haus nicht verlassen konnten. Bevor sie 1937 nach Hawaii zurückkehrte, gab Dr. Hayashi ihr die Einweihung in den Zweiten Grad. Auf Hawaii begann sie intensiv Reiki zu praktizieren. Im folgenden Jahr ging sie noch einmal zu Dr. Hayashi nach Japan zurück und wurde durch ihn Reiki-Meisterin. Als Dr. Hayashi 1941 seinen Körper verließ, hatte er dreizehn Reiki-Meister eingeweiht, von denen jeder wiederum seine eigene Abstammungslinie gründete. Wie Dr. Usui widmete Mrs. Takata den Rest ihres Lebens dem Praktizieren und Lehren von Reiki. Sie unterrichtete viele Menschen auf den Hawaii-Inseln, einige von ihnen erinnern sich noch heute gut an sie. Später lehrte sie dann Reiki auf dem Festland. Zu den von ihr unterrichteten bekannten Persönlichkeiten gehörten die Erbin Doris Duke und der Schriftsteller Aldous Huxley.
Durch die Abstammungslinie von Mrs. Takata, die Reiki in den Westen brachte, hat sich Reiki in erstaunlich kurzer Zeit über die ganze Welt verbreitet.
Bis zu ihrem Tode im Dezember 1980 hat Mrs. Takata insgesamt zweiundzwanzig Reiki-Meister unterrichtet und eingeweiht. Jeder der im Folgenden aufgeführten Meister hat wiederum seine eigene Abstammungslinie.

Die Großmeister des Reiki

Soweit ich weiß, haben sich weder Dr. Hayashi noch Mrs. Takata jemals als Großmeister bezeichnet. Der Titel wurde erstmalig 1978 von einer ihrer Meisterinnen genannt, als diese Mrs. Takata einer Gruppe von Kursteilnehmern als Großmeisterin des Reiki vorstellte. Diese Form der Anrede wurde von Mrs. Takatas Meistern aus Ehrerbietung und Respekt vor ihr weiter benutzt. Heute wird Mrs. Takatas Enkeltochter, Phyllis Lei Furumoto, als Großmeisterin des Reiki bezeichnet.

Die Verbreitung von Reiki

Bis zum Tode von Mrs. Takata war Reiki in Japan, den Vereinigten

Mrs. Takatas Reiki-Meister

George Araki
Dorothy Baba
Ursula Baylow
Rick Bockner
Barbara Brown
Fran Brown
Patricia Ewing
Phyllis Furumoto
Beth Gray
John Gray
Iris Ishikuro
Harry Kuboi
Ethel Lombardi
Barbara McCullough
Mary McFadyen
Paul Mitchell
Bethel Phaigh
Shinobu Saito
Virginia Samdahl
Barbara Weber Ray
Wanja Twan
Kay Yamashita

Staaten und Kanada bekannt. Dieses änderte sich dramatisch im folgenden Jahr. Zu dieser Zeit wurde ich von Brigitte Müller, die später die erste deutsche Reiki-Meisterin wurde, eingeladen, in Europa Reiki zu unterrichten. Im Sommer 1981 gab ich in Deutschland Reiki-I-Kurse in Hamburg und Frankfurt sowie in der Findhorn-Gemeinschaft in Schottland. Hiermit begann die unglaublich schnelle weltweite Verbreitung von Reiki, die immer noch anhält. Es gibt zurzeit wahrscheinlich kein Land auf der Welt, wo nicht irgendjemand eine Reiki-Einweihung erhält. Es ist unmöglich zu schätzen, wie viele Reiki-Praktizierende es weltweit gibt, aber es könnten leicht eine halbe Million sein oder mehr.

Reiki verändert sich

Mrs. Takatas Tod leitete auch andere Veränderungen ein. Innerhalb weniger Monate löste sich eine ihrer Meisterinnen, Dr. Barbara Weber, jetzt als Dr. Barbara Weber Ray bekannt, von der Vereinigung der Meister Mrs. Takatas und schlug ihren eigenen Weg ein. Mrs. Takata hatte der Gründung einer Organisation namens American Reiki Association durch eine Gruppe ihrer Meister zugestimmt. Dr. Ray, die zum Zeitpunkt des Todes von Mrs. Takata Präsidentin dieser Organisation war, nahm den Titel Großmeister an und begann, viele Reiki-Meister einzuweihen. Später gab sie dann die Meister-Initiation als spirituelle Zeremonie, ohne die Schulung, die zum Lehren und Einweihen erforderlich ist. Der

Name der American Reiki Association wurde in American International Reiki Association umgewandelt und ihre Art der Ausübung einige Jahre später in Radiance Technique umbenannt.
Dies war die erste größere Veränderung bei Reiki. Seit dieser Zeit wurden von einer beträchtlichen Anzahl von Leuten Varianten, Absplitterungen und Änderungen eingeführt und praktiziert. Viele dieser Veränderungen haben zur Folge, dass die daraus resultierende Energie nicht mehr das Reiki ist, das Mrs. Takata in den Westen brachte. Einige von ihnen sind legitime Heilungsmethoden, aber nicht dieselben wie Dr. Usuis Reiki, und einige haben Namen erhalten, die sie ordnungsgemäß von Reiki unterscheiden. Andere beanspruchen den Namen Reiki, ohne dass es sich noch um die gleiche Energie handelt.

Viele Reiki-Organisationen wurden gegründet. Die Reiki Alliance, die 1984 ins Leben gerufen wurde, ist jetzt eine Organisation von ungefähr neunhundert Reiki-Meistern in aller Welt. Neben anderen Anforderungen muss die Schulung zum Reiki-Meister für Mitglieder der Reiki Alliance mindestens ein Jahr betragen. Bei vielen Mitgliedern hat der Weg zum Reiki-Meister sogar mehrere Jahre lang gedauert, bevor sie ihre Einweihung zum Meister erhalten haben.
Die meisten Länder, in denen Reiki in größerem Maße verbreitet ist, haben nationale Organisationen von Reiki-Meistern. Reiki Outreach International, das ich 1990 gegründet habe, ist eine Reiki-Organisation, die dem Dienst an der Welt gewidmet ist und eine weltweite Mitgliederzahl von beinahe zweitausend hat (siehe auch S. 171).

Die Geschichte des Reiki ist dynamischer Ausdruck seiner andauernden Ausbreitung. Reiki hat ein Eigenleben, und es liegt in unserer Verantwortung, diese unglaublich machtvolle und heilige Energie auf der physikalischen Ebene auf eine so reine und wahrhaftige Weise wie nur möglich zu manifestieren. Ich habe keinen Zweifel, dass es im Laufe der Zeit viele neue Entwicklungen geben wird.

Mein Weg als Reiki-Meisterin

Die Geschichte, wie ich Reiki-Praktizierende und später Meisterin wurde, gehört zu den größten Abenteuern und umwälzendsten Erfahrungen meines Lebens. Jahre zuvor hatte mir ein Hellseher gesagt, dass ich eine Lehrerin und Heilerin sei. Die Worte blieben in meinem Gedächtnis haften, immer wieder erinnerte ich mich an sie und dachte: «Das wäre wundervoll, aber ich habe nichts zu lehren und keine Methode, um zu heilen.»
Einige Jahre nachdem ich diese Voraussage gehört hatte, übersiedelten mein Mann und ich nach Nordkalifornien, um in einer spirituellen Gemeinschaft in den Ausläufern der Sierra Nevada zu leben. Hier, in dem Frieden und der Schönheit unserer Umgebung, im Zusammenleben mit anderen spirituell ausgerichteten Menschen, konnten wir unserem Leben mehr Zeit und Energie widmen.
Wir hatten ein kleines Geschäft zur Verpackung von Räucherstäbchen und Fläschchen mit Ölessenzen übernommen, das gerade genug einbrachte, um unser Überleben von einem Monat zum nächsten zu sichern. Ich war glücklich mit meinem neuen Leben und der Arbeit, aber die Worte «Du bist eine Lehrerin und Heilerin» fielen mir immer wieder ein, und ich sehnte mich danach, sie Wirklichkeit werden zu lassen. Ich begann, mit Bach-Blüten zu arbeiten, sie Mitgliedern der Gemeinschaft zu verordnen und dabei das eigentliche Wesen von Krankheit und Heilung zu begreifen. Irgendetwas fehlte jedoch, und mein Gefühl verstärkte sich, dass es etwas gab, was ich tun würde, obwohl ich davon noch keine konkrete Vorstellung hatte.

Endlich tritt Reiki in Erscheinung

Das Gefühl der Ratlosigkeit und der Wunsch, der wesentlichen Aufgabe in meinem Leben näher zu kommen, wurden immer stärker. Im Sommer 1979 gaben mein Mann und ich unser kleines Geschäft auf und fuhren für einige Wochen nach Europa. Bei der Gelegenheit besuchten wir die Findhorn-Gemeinschaft in Schottland und nahmen an einem Kursus mit dem Titel «Gesetze der Manifestation» teil. Das war genau das, was ich brauchte, und ich teilte Gott deutlich mit, dass ich *jetzt* wissen wolle, was meine Lebensaufgabe sei, dass ich sieben Jahre lang harte spirituelle Arbeit geleistet hatte und nun meinte bereit zu sein, für was immer es auch sein mochte. Nach

Beendigung des Workshops war ich zutiefst enttäuscht. Es hatten sich keine Offenbarungen gezeigt, ich hatte keine Botschaften empfangen, und kein Lichtblitz hatte meine neue Richtung im Leben angekündigt. Die Saat war jedoch gelegt, und die Energie begann zu fließen.

Nach meiner Rückkehr nach Kalifornien fuhr ich fort, Gott um Klarheit und Führung zu bitten. Kurz darauf traf ich eine junge Frau, die mir von der Heilungstechnik – Reiki genannt – erzählte, die sie praktizierte. Obwohl ich nicht ganz begriff, was es war und wie es funktionierte, wusste ich sofort, dass ich Reiki kennen lernen wollte. Sie gab mir den Namen und die Adresse ihres Lehrers, der in der Nähe von San Francisco lebte. So nahm ich schließlich im Dezember 1979 an einem Workshop zum Ersten Reiki-Grad von Reiki-Meister John Gray teil, einem der ersten Reiki-Meister Mrs. Takatas.
Erfüllt von Freude und Begeisterung über diese neue wundervolle Energie, die in meinen Händen zum Leben erwacht war, kehrte ich nach Hause zurück. Ich wollte die Welt heilen und war bereit, mit jedem aus meinem Umkreis anzufangen. Zu meiner großen Überraschung musste ich feststellen, dass ich andere nicht für Reiki begeistern konnte. Eine ganze Zeit lang hatte ich daher wenig Gelegenheit, es zu praktizieren.

Ich werde auf die Probe gestellt

Im März 1980 war ich völlig entmutigt. Es schien so, als ob nur wenige mein Reiki, an das ich fest glaubte, haben wollten, und ich hatte eine schwere Vertrauenskrise. Draußen war es hell, nass und stürmisch, und ich dachte über meine Situation nach. Finanziell würde ich etwas ändern müssen, und es schien, als ob meine wundervolle Vision, mich Reiki zu widmen, eine Illusion sei. Einen ganzen Tag kämpfte ich damit, betrachtete meine Situation von allen Seiten, und am Ende des Tages war ich fest entschlossen, mich dennoch auf Reiki einzulassen. Ich sagte Gott, dass dies mein Pfad sei und ich entschlossen sei, ihm zu folgen, ganz gleich, wie die Dinge sich entwickeln würden. Ich bestätigte meine Hingabe an Reiki, koste es, was es wolle.
Schon am nächsten Abend, der dunkel und stürmisch war, klopfte es an die Tür, und ich wurde gefragt, ob ich einem älteren Herrn aus der Gemeinschaft helfen könne, der an Krebs erkrankt war und im Sterben lag. Ich behandelte ihn sechs Wochen lang täglich. Reiki hielt seine entsetzlichen Schmerzen in erträglichen Grenzen, sodass er zu Hause bleiben konnte, wo er, von Freun-

den und Familie umgeben und geistig bewusst auf seinen spirituellen Lehrer konzentriert, starb.

Meine Arbeit mit Reiki beginnt

Nach dieser tief greifenden Erfahrung verbreitete sich die Kunde über Reiki schnell, und ich arbeitete professionell mit vielen Menschen, die unter den verschiedensten körperlichen Problemen litten. Innerhalb von drei bis vier Monaten gab ich Hunderte von Stunden Reiki und verstand immer besser die Kraft dieser göttlichen Heilenergie. Mir war vollkommen klar, dass diese Energie nicht meine Energie war, dass meine Rolle bei der Heilung ganz einfach die einer Übermittlerin war. Ich beobachtete, dass Menschen verschieden auf die Energie reagierten. Einige Menschen wollten ernsthaft geheilt werden und sich in ihrem Leben weiterentwickeln. Andere wollten gesund werden, brauchten aber viel Zeit für den Heilungsprozess, und wieder andere meinten nur, dass sie geheilt werden wollten.
Ich erkannte schnell, dass ich, wenn Reiki die Hauptaufgabe in meinem Leben sein sollte, Reiki-Meisterin werden würde. Ich hatte den Zweiten Grad noch nicht, wusste jedoch sicher, wenn Reiki meine Berufung war, dann würde ich so weit wie möglich gehen. Ich hatte keine Ahnung, wie, spürte aber eine Gewissheit in mir. Im Juli 1980 erhielt ich den Zweiten Grad von John Gray und bekam eine Vorstellung davon, was es hieß, Reiki-Meister zu werden.

Die Frage war, wie ich Mrs. Takata treffen konnte und ob sie mich als Kandidatin für eine solche Ehre in Betracht ziehen würde. Und wo sollte ich die 10 000 Dollar hernehmen, die sowohl als Beweis meines Engagements als auch der persönlichen Kraft erforderlich waren? Zu dieser Zeit lebten wir von ein paar hundert Dollar im Monat. 10 000 Dollar waren eine so riesige und unmöglich aufzutreibende Summe, dass ich mir nicht einmal vorstellen konnte, woher sie kommen sollten. Ich sagte Gott damals einfach, dass ich, wenn dieses mein Lebenswerk sein sollte, 10 000 Dollar benötigte, und vertraute dem Universum, dass es diese Summe für mich auf irgendeine Weise bereitstellen würde.

Eine zweite Probe ist zu bestehen

Einige Wochen nachdem ich den Zweiten Grad erhalten hatte, musste ich eine andere große Prüfung bestehen. Diesmal war ein lieber Freund beteiligt, der an mich die große Herausforderung stellte, weiterhin Liebe und Freundschaft für ihn zu empfinden, obwohl ich mich von ihm verraten fühlte. Ich brauchte drei Wochen und viel innere Arbeit, aber am Ende dieser Zeit hatte ich meine negativen Gefühle überwunden und war innerlich klar. Drei Tage nachdem ich diese Probe bestanden hatte, traf ich einen jungen Mann, den ich seit über einem Jahr nicht gesehen hatte. Während wir uns unterhielten, bemerkte er: «Wusstest du, dass Patricia Reiki-Meisterin wird?» Er sprach von Patricia Ewing, der jungen Frau, die mich ursprünglich in Kontakt mit ihrem Reiki-Meister gebracht hatte. Jetzt ging alles sehr schnell. Ich nahm Verbindung zu Patricia auf und fragte, ob ich zu ihr nach Oregon kommen und an Mrs. Takatas Workshop teilnehmen könne. Ich hatte den dringenden Wunsch, Mrs. Takata zu treffen und herauszufinden, ob sie mich als potenzielle Reiki-Meisterin in Betracht ziehen würde. Ich war bereit, alles zu tun, was sie verlangte, und, falls nötig, Jahre mit der Vorbereitung zu verbringen, solange ich nur sicher war, dass ich irgendwann mein Ziel erreichen würde. Innerhalb weniger Tage war ich auf dem Weg nach Oregon. Am Tage nach meiner Ankunft nahm ich an Mrs. Takatas Kurs zum Ersten Reiki-Grad teil, den sie an vier Tagen in vier Sitzungen gab.

Die erste Sitzung erlebte ich in völliger Faszination. Ich nahm so viel von Mrs. Takata in mir auf, wie ich nur konnte, die wundervolle Energie, die sie verkörperte, und ihre tiefe Verehrung für Reiki. Nach dem Kurs wollte ich sie unbedingt kennen lernen, aber sie war von Menschen umlagert, die Fragen stellten und mit ihr sprechen wollten.

Ich befürchtete, dass ich mehrere Tage lang keine Gelegenheit finden würde, mit ihr zu reden. Als ich erneut zu ihr hinübersah, saß sie auf einem Stuhl und war allein. Die Letzten verließen gerade den Raum, und sie schien fast in einem Lichtkreis zu sitzen. Etwas in mir sagte «Jetzt!». Ich ging zu ihr und begann zu reden. Ohne Pause erzählte ich ihr, wer ich war, von meinem spirituellen Weg, wann ich Reiki erhalten hatte, von den Hunderten von Stunden, die ich Reiki gegeben hatte, und den dabei gemachten Erfahrungen. Dann kam ich zu der großen Frage, ob sie mich als potenzielle Reiki-Meisterin in Betracht ziehen würde.

Meine Einweihung zur Reiki-Meisterin

Als ich aufgehört hatte zu sprechen, war es einen Moment lang still, und dann sagte Mrs. Takata mit großer Energie: «Wir müssen *sofort* mit Ihrer Ausbildung beginnen.» Es

wurde vereinbart, dass ich mich Patricia anschließen sollte, und eine intensive und gründliche Ausbildung begann. Mrs. Takata forderte uns auf, ihr einen Brief über uns selbst und unseren Weg mit Reiki zu schreiben. Als sie meinen las, während ich verzagt neben ihr stand, rief sie plötzlich aus: «*Das ist es*, wonach ich gesucht habe.» Sie hatte gerade gelesen, dass ich, ohne zu wissen, was es ist, mir absolut sicher war, Reiki haben zu wollen, als ich die ca. 330 Kilometer zu ihrem Workshop fuhr. Später ließ sie sich von jeder von uns eine Reiki-Behandlung geben. Während ich meine Hände von Position zu Position bewegte, fragte ich mich, was sie fühlen konnte, ob sie zufrieden, mein Reiki stark genug und ich gut genug war und so fort. Als ich die Behandlung beendet hatte, setzte sie sich auf und sagte zu meiner großen Erleichterung mit Nachdruck: «Perfektes Reiki.»
Die Tage vergingen in einem Strudel von Aktivität, Ausbildung, Zusammensein mit Mrs. Takata und dem Bemühen, von ihr so viel wie möglich aufzunehmen. Schließlich saß ich im Zug und fuhr nach Hause. Mein größter Traum war in Erfüllung gegangen: Mrs. Takata hatte mich als Reiki-Meisterin eingeweiht. Ich konnte es kaum glauben. Natürlich hatte ich gehofft, dass sie mich einweihen würde, denn meine innere Vorbereitung, an der ich bereits gearbeitet hatte, hatte mich sehr weit gebracht. Es zu erwarten, hatte ich mir jedoch nicht erlaubt. Normalerweise war eine lange Zeit der Ausbildung und Vorbereitung üblich, bevor sie jemanden einweihte.

Mrs. Takatas Tod

Zu der Zeit, als ich in Oregon war, befand sich Mrs. Takata gerade auf einer langen und anstrengenden Reise, während deren sie Workshops anbot. Da ich unerwartet in ihr Leben getreten war, hatte sie nicht so viel Zeit mit mir verbringen können, wie sie es sich gewünscht hätte. Sie teilte mir mit, dass sie mich im folgenden Sommer ein oder zwei Wochen besuchen würde. Ich solle Workshops für sie organisieren, und wir würden eine Zeit lang zusammen sein. Ich sah dieser Zeit der Nähe voller Erwartung entgegen – aber es kam leider anders. Im Dezember 1980 starb Mrs. Takata an einem Herzinfarkt. Mein Gefühl des Verlustes war tief, aber ich wusste auch, dass Reiki selbst weiterhin mein Lehrer sein würde und mir all die Erfahrungen bringen würde, die ich brauchte, um weiser und erfahrener zu werden. Zurückblickend scheint es mir, dass Mrs. Takata in ihrem Inneren gewusst hat, dass ich eine ihrer Meisterinnen sein sollte und dass ihr nur noch wenig Zeit blieb. Es war mir vergönnt gewesen, in einer sehr kurzen Zeitspanne mit einer Vielzahl verschiedener Menschen zu arbeiten und Hunderte von Stunden Reiki durch Handauflegen zu geben, wodurch ich einige intensive und tiefe Erfahrungen machen konnte.

Das Universum geht wunderbare Wege

Sie werden sich sicher fragen, wie ich die 10 000 Dollar bezahlen konnte, die ich benötigte, um Reiki-Meisterin zu werden. Das Universum geht wunderbare Wege, wenn wir unsere persönlichen Begrenzungen und Erwartungen loslassen. Ich wusste, dass Reiki für alles sorgen würde, wenn ich auf dem richtigen Pfad war und demütig und vertrauensvoll blieb. Nachdem mein Mann und ich 1977 in die spirituelle Gemeinschaft gezogen waren, waren unsere finanziellen Mittel fast erschöpft. Jemand riet uns, Gold zu kaufen, das zu der Zeit sehr niedrig gehandelt wurde. Wir folgten dem Rat und erstanden von unserem restlichen Vermögen eine kleine Anzahl Goldmünzen. Drei Jahre später, genau zu der Zeit als ich nach Oregon ging, schnellte der Goldpreis in schwindelnde Höhe – genau zur richtigen Zeit versorgte mich das Universum mit allem, was ich brauchte.

Im Laufe der Zeit habe ich bei vielen meiner Schüler ähnlich inspirierende Erfahrungen beobachten können. Ich glaube daran, dass wir, wenn wir wahrhaft einen Reiki-Grad haben wollen, aber nicht über die Finanzen verfügen, nur darum bitten und vertrauen müssen, und uns wird gegeben, was wir brauchen. Die tatsächliche Höhe des Betrages ist unerheblich, da das Universum weder Mangel noch Beschränkung kennt. Wenn einem das Geld nicht zufließt, dann gewöhnlich deshalb, weil man tief in seinem Inneren das Geld für diesen Zweck nicht *hergeben* will.

Obwohl ich 1980 Mrs. Takatas Weisheit und Energie nicht so, wie sie es geplant hatte, genießen konnte, erfuhr ich, dass Reiki mir gab, was ich brauchte, und mir meinen Weg zeigte. Im Herbst 1980 war unter den Besuchern unserer spirituellen Gemeinschaft eine Frau aus Deutschland. Ich war zu der Zeit erst seit einigen Wochen Reiki-Meisterin, und wir unterhielten uns natürlich auch darüber. Die Besucherin, ihr Name war Brigitte Müller, reagierte genau wie ich, als ich das erste Mal das Wort Reiki gehört hatte, und wollte sofort die Einweihungen zum Ersten Grad haben.

Wir arbeiteten zwei Tage zusammen in einer kleinen Hütte in einem wunderschönen Kiefernwald, die Sonne schien durch die Bäume, und draußen ästen die Rehe. Nachdem Brigitte die Reiki-Einweihungen erhalten hatte, meinte sie, dass es in Deutschland bestimmt viele Menschen geben würde, die an Reiki interessiert seien. Noch sei Reiki in Europa recht unbekannt. So flog ich im Juni 1981 nach Deutschland und gab in Hamburg den ersten europäischen Reiki-Workshop. Zwei Wochen später führte ich Reiki in Frankfurt ein, flog dann weiter nach Großbritannien und gab anschließend den Kursus zum Ersten Grad in der Findhorn-Gemeinschaft in Schottland.

Es waren herausfordernde und aufregende Tage. An meinem ersten Workshop in Hamburg nahmen 26 Menschen teil, ungefähr gleich viele Männer wie Frauen. Brigitte, die später die erste deutsche Reiki-Meisterin wurde, agierte in den deutschen Kursen als Übersetzerin. Als Reiki in Deutschland bekannter wurde, baten mich die Teilnehmer, auch in ihren Heimatstädten Kurse anzubieten. Nicht nur in Deutschland habe ich Reiki-Kurse gegeben, auch in den USA und anderen Ländern der Welt.

Im Laufe der Jahre verstärkte sich das Gefühl, dass es für mich an der Zeit war, selbst Reiki-Meister einzuweihen. Bislang hatte ich alle meine Schüler, die Reiki-Meister werden wollten, zu Großmeisterin Phyllis Furumoto geschickt, wie es die anderen Meister der Reiki Alliance taten. Im März 1988 war es dann so weit. Ich weihte meinen ersten Reiki-Meister ein – über sieben Jahre nachdem ich Reiki-Meisterin geworden war. Es war eine tief greifende Erfahrung, auf die ich im Kapitel «Die Einweihung und ihre Bedeutung» noch näher eingehe.

Reiki ist weiterhin ein Abenteuer, das mich an viele neue Orte führt, mir neue Freunde bringt und mir große Erfüllung schenkt, da es mir die Ehre gibt, diese göttliche Heilenergie mit anderen zu teilen.

Was ist Reiki?

Reiki

- → fließt automatisch bei Kontakt,
- → fließt nach Bedarf durch beide Hände,
- → wirkt auf der körperlichen, geistigen, emotionalen und spirituellen Ebene,
- → schützt den Praktizierenden davor, Krankheiten von der kranken Person aufzunehmen,
- → gibt sowohl dem Behandler als auch dem Empfänger Energie,
- → steht nicht im Konflikt mit einer medikamentösen Behandlung,
- → unterstützt andere Therapien.

In Reiki verkörpert Gott sich auf eine konkrete Weise. Reiki ist Gott in Aktion, wirkend durch einen willigen Partner, den Reiki-Praktizierenden. Reiki ist göttliches Licht, bedingungslose Liebe, und da Liebe die mächtigste Kraft im Universum ist, verwandelt und heilt sie, was immer sie berührt. Reiki bewegt automatisch alles in Richtung Heilung, Ganzheit, Liebe und zum bestmöglichen Zustand, sei es eine Person, ein Tier, eine Pflanze, eine Energie, eine Situation, ein Potenzial oder irgendetwas anderes.

Wie Reiki empfangen wird

Reiki wird in einer Person durch Einweihungen oder Zeremonien eines qualifizierten Reiki-Meisters aktiviert. Mrs. Takata benutzte gerne das Beispiel einer Glühbirne, um zu beschreiben, wie Reiki empfangen wird. Sie sagte: «Hier ist die unendliche Kraftquelle im Universum, und dort ist die Glühbirne. Wenn du Licht haben willst, musst du den Schalter betätigen.» Die Einweihungen sind der Schalter, der die unerschöpfliche Zufuhr von Energie anschaltet, die unendliches Licht in allem, was sie berührt, erzeugt.

Um zu verstehen, was passiert, wenn die Einweihungen empfangen werden, müssen Sie sich daran erinnern, dass die Energie im Körper eine Funktion des Nervensystems ist. Wenn wir ein elektrisches System als Vergleich nehmen, könnten wir sagen, dass wir vor den Einweihungen ein 500-Volt-Nervensystem haben und danach ein 1000-

Volt-Nervensystem. (Die Zahlen habe ich mir ausgedacht, nehmen Sie sie nicht zu genau.) Tatsächlich findet eine Veränderung in den Atomen des Körpers statt, der in einer höheren Frequenz zu vibrieren beginnt. Diese Erhöhung der Voltzahl oder Frequenz des Körpers erlaubt, dass Reiki ohne Schaden durch das Nervensystem und den Körper des Praktizierenden fließen kann. (Näheres zur Einweihung siehe Seite 164 ff.)

Was Reiki bewirkt

Wenn Reiki in das Leben eines Menschen tritt, sei es durch Einweihungen oder durch das Empfangen von Reiki-Behandlungen, dann bewirkt es immer das Gleiche:
Es entfernt Gifte aus dem Körper, korrigiert den Energiefluss, stimuliert normale Organfunktionen, reaktiviert träge Systeme, fördert die Regeneration von beschädigtem Gewebe, stärkt das Immunsystem des Körpers und noch viel mehr.
Wie jede wahre Heilung wirkt Reiki sowohl auf der körperlichen als auch auf der geistigen, emotionalen und spirituellen Ebene. In der Praxis bedeutet dies, dass Reiki Gifte aus dem physischen Körper wie auch aus den geistigen und emotionalen Körpern entfernt. Auf diese Weise wird oft emotionale Energie freigesetzt, die in den Muskeln, Geweben, Organen und Knochen festgesessen hat. Manchmal empfinden Menschen ein emotionales Unbehagen, wenn diese Blockaden gelöst werden und die Energie wieder fließt. Umgekehrt wird mir nach Erhalt der Einweihung häufig erzählt, dass Personen sich ruhiger und weniger ängstlich fühlen, geduldiger mit ihren Familien umgehen, mehr Energie haben, besser schlafen – und unzählige andere positive Veränderungen.
Die größte Wirkung hat Reiki auf der spirituellen Ebene. Personen, die Reiki erhalten haben, stellen häufig fest, dass ihr Verstand und ihr Bewusstsein auf neue oder größere Weise viel klarer sind als vorher. Und oft hat es auch Veränderungen im äußeren Leben zur Folge. Reiki heilt schwierige Beziehungen und bringt Menschen einander näher. Manchmal führt Reiki auch eine Veränderung in einer Beziehung herbei; das kann eine Beziehung zu einer Person, einer Arbeitsstelle, einem Haus, einem Ort oder einer Situation sein. Dies geschieht jedoch nur, wenn die Beziehung die spirituelle Entwicklung blockiert.
Reiki ist göttliches Licht. Es fördert spirituelles Wachstum und spirituelle Entwicklung in jedem, der davon berührt wird. Da die Reiki-Einweihungen so kraftvoll sind und auf fast allen Ebenen Veränderungen mit sich bringen, ist es klug,

wenn der beginnende Reiki-Praktizierende mindestens drei Monate wartet, bevor er die Einweihung zum Zweiten Grad empfängt. Dadurch wird Zeit gewonnen, sich an die Energie zu gewöhnen, sie tiefer zu verstehen und die Veränderungen, die die Energie bewirkt hat, zu integrieren. Erfolgen die Einweihungen zum Ersten und Zweiten Grad kurz nacheinander, ist dies nicht unbedingt im Interesse des Schülers.

Jeder kann Reiki geben

Jeder kann Reiki anwenden, unabhängig von seiner Herkunft, dem Alter oder der derzeitigen Verfassung. Eine der großen Gaben von Reiki besteht darin, dass keine besonderen Erfahrungen oder besonderes Wissen erforderlich sind, um es zu haben oder zu benutzen.

Reiki ist wundervoll für all jene Menschen, die in helfenden Berufen tätig sind: Ärzte, Krankenschwestern, Chiropraktiker, Masseure, Psychotherapeuten, Lehrer. Jeder, der mit anderen Menschen zu tun hat, empfindet Reiki als große Bereicherung seiner Arbeit. Reiki ist eine wundervolle Gabe für Mütter und für ihre Kinder. Wenn Mutter und Kind während der Schwangerschaft viel Reiki bekommen, dann wird die Mutter ein glückliches Reiki-Baby haben. Jedermann, ohne Ausnahme, kann Reiki für sich nutzen. Ganz gleich, was im Leben passiert, Ihre Hände haben Sie immer dabei, und Reiki macht es unter allen Umständen möglich, sich selbst und anderen Heilung zu geben.

Reiki kann überall und zu jeder Zeit angewandt werden

Sie können Reiki auf jede Weise, überall und zu jeder Zeit anwenden. Sie können in allen möglichen Situationen eine oder beide Hände für einige Minuten auf eine Person oder einen Gegenstand legen und beobachten, wie Reiki die Energie entscheidend verändert.

Sie können einer anderen Person eine Vollbehandlung, eine Schnellbehandlung oder eine Teilbehandlung geben. Auch sich selbst können Sie eine lange oder kurze Behandlung geben oder sich einfach nur eine Hand oder beide Hände auflegen, wann immer sie frei ist bzw. sind. Dies ist beim Fernsehen, im Kino, im Bett, im Bus, im Zug oder Auto, während Sie sich mit jemandem unterhalten, etc. möglich. Die Behandlung einer chronischen Krankheit erfordert allerdings regelmäßige Vollbehandlungen über einen gewissen Zeitraum hinweg.

Sie können Reiki bei Tieren, Pflanzen, Autobatterien und in bestimmten Situationen anwenden, tatsächlich bei allem, was sich als bedürftig erweist. Es gibt viele Anekdoten über leere Autobatterien, die sich erholt haben, nachdem sie ein paar Minuten lang Reiki erhielten. Der Motor konnte gestartet und das Auto zur Werkstatt gefahren werden. Ich habe das selbst schon bei mehreren Gelegenheiten getan. Ich könnte Ihnen viele Geschichten über Reiki und Computer, Reiki und elektrische Geräte, Reiki und Installationen, Reiki und eingefrorene Rohre usw. erzählen. Wenn Sie Essen zubereiten, erhöht Reiki automatisch die Schwingungen. Ich halte vor dem Essen meine Hände einige Minuten lang über die Nahrung, um sie zu segnen und mit Licht zu erfüllen.

In meinen Kursen erwähne ich häufiger, dass ich mich mit Reiki sicher fühle, denn ich weiß, dass ich mit beiden Reiki-Graden nie in eine Situation geraten kann, in der ich nicht irgendetwas unternehmen könnte. Ich könnte als Schiffbrüchige mit einem gebrochenen Bein und an Fieber erkrankt auf einer verlassenen Insel stranden; mit Reiki könnte ich mir selbst helfen und sogar die Daheimgebliebenen wissen lassen, wo ich mich befinde und dass ich am Leben bin.

So funktioniert Reiki

Reiki fließt automatisch durch die Hände des Praktizierenden, wenn sie auf etwas oder auf jemanden gelegt werden, das oder der Heilung braucht. Wie viel Reiki fließt, wird durch die zu behandelnde Person oder den zu behandelnden Gegenstand selbst bestimmt. Der Reiki-Praktizierende ist nur der Übermittler. Er vollbringt die Heilung nicht selbst, er macht das Reiki verfügbar, und die Energie und der Körper, die sie erhalten, setzen es sinnvoll ein. *Es ist für den beginnenden Praktizierenden sehr wichtig zu verstehen, dass er kein Heiler ist, sondern nur die Energie zur Verfügung stellt.* Natürlich ist es für eine erkrankte Person von großer Bedeutung, ob sie Reiki erhält oder nicht. Aber – um es erneut zu betonen – die Reiki-Gebenden heilen die Menschen nicht. Die Menschen heilen sich selbst.

Aus diesem Grund benutze ich niemals das Wort «Patient», und ich vermeide, wenn möglich, das Wort «Heiler». Wenn ich über die Anwendung von Reiki sprechen muss, dann sage ich, dass ich mit Heilenergie arbeite. Das ist genau das, was wir tun, wir heilen Menschen nicht.

Die beiden Gaben des Reiki

Reiki wohnen zwei sehr bedeutende Gaben inne, die automatisch mit den Einweihungen geschenkt werden. Die erste Gabe ist Schutz. Wer Reiki gibt, wird niemals an der Krankheit, die er behandelt, selbst erkranken. Das zweite Geschenk besteht darin, dass die Reiki-Gebenden niemals eigene Energie verlieren. Im Gegenteil, wer einer anderen Person Reiki gibt, erhält selbst etwas von der Energie und fühlt sich ruhig, zentriert und energetisiert.

Reiki steht nicht im Konflikt mit einer medikamentösen Behandlung. Wenn jemand, der Reiki erhält, starke Medikamente einnimmt, könnte er sich nach einigen Behandlungen so viel besser fühlen, dass er glaubt, die Medikamente nicht weiter nehmen zu müssen. In einem solchen Fall sollte er immer seinen Arzt konsultieren, bevor er die Einnahme heruntersetzt.

Reiki verstärkt andere Therapien. Welche Art von Körperarbeit oder Heilanwendungen eine Person vorher auch angewandt hat, Reiki wird sie wunderbar verstärken. An dieser Stelle jedoch eine Mahnung zur Vorsicht: Die meisten Menschen, die an einem Reiki-Kursus teilgenommen haben, haben unterschiedliche Systeme studiert und unterschiedliche mit diesen Methoden verbundene Prinzipien gelernt. Die Versuchung zu glauben, dass, was in einem System wahr ist, auch in einem anderen wahr sein muss, ist groß. In Bezug auf Reiki ist dies definitiv nicht der Fall.

Reiki ist göttliches Licht, es ist bedingungslose Liebe, es ist jenseits von Polarität, und es birgt alle Dinge in sich. Der Versuch, es zu lenken, zu kontrollieren, zu beeinflussen oder Prinzipien, die zu anderen Methoden gehören, darauf anzuwenden, wird einfach eine Beschränkung des Reiki zum Ergebnis haben. Ich schlage meinen Schülern daher vor, dass sie Reiki zu allem hinzufügen, aber nichts zu Reiki hinzufügen.

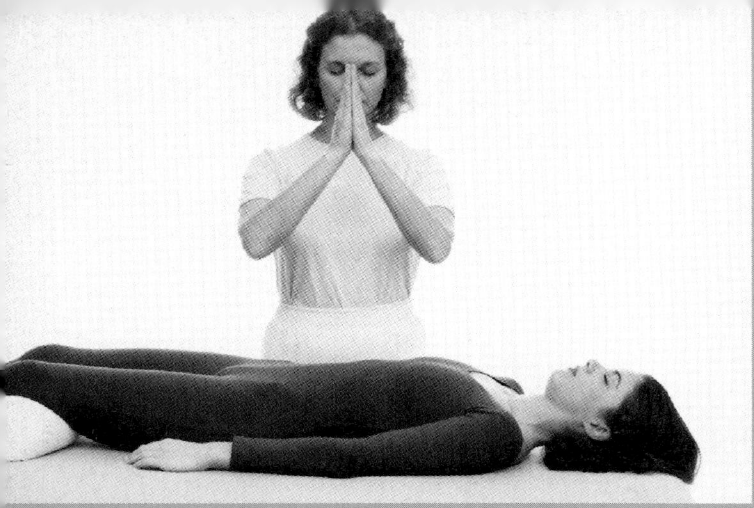

1. Reiki-Grad

Die Grundlagen für eine Behandlung

Die Reiki-Vollbehandlung

Halten Sie sich bei einer Vollbehandlung an diese Richtlinien

- Stellen Sie vor Beginn einer Behandlung das Telefon ab.
- Verzichten Sie während der Behandlung auf Armbanduhr, Ringe und Armbänder.
- Bitten Sie den zu Behandelnden, Brille und Gürtel abzulegen und enge Kleidung zu lockern.
- Legen Sie ein Kissen unter die Knie des zu Behandelnden.
- Waschen Sie sich die Hände vor und nach einer Behandlung.
- Spielen Sie, wenn Sie möchten, Musik während der Behandlung.
- Seien Sie in Ihrem Herz-Chakra zentriert.
- Geben Sie die Behandlung schweigend.
- Nehmen Sie Ihre Hände nicht abrupt fort.
- Verbleiben Sie 3 – 5 Minuten in jeder Position, falls nötig, länger.
- Geben Sie dem zu Behandelnden nach einer Behandlung Wasser zu trinken.

Das Besondere an Reiki ist, dass es in jeder Situation verfügbar ist, sei sie ernsthaft oder nicht, kurz oder lang, und dass keine spezielle Planung oder Vorbereitung für seine Anwendung vonnöten ist. Man braucht nur die Hände auf die Körperteile zu legen, die Heilung benötigen. Wenn Sie ein schweres oder chronisches Problem ernsthaft behandeln wollen, ist es jedoch unbedingt erforderlich, dem Kranken über einen gewissen Zeitraum Reiki-Vollbehandlungen zu geben. Wenn Sie eine Reiki-Vollbehandlung geben wollen, suchen Sie für die Arbeit einen ruhigen Platz mit einer friedlichen Atmosphäre. Haben Sie einen Massagetisch, auf dem der zu Behandelnde liegen kann, umso besser. Wenn nicht, so ist es wichtig, einen Behandlungsplatz zu finden, der für Sie bequem ist, denn kniende oder gebückte Positionen mag Ihr Körper gar nicht. Mit Hilfe eines Sofa- oder Stuhlkissens, das Sie zum Beispiel auf den Esstisch legen, können Sie es dem zu Behandelnden auch dort bequem machen. Sie können aber auch ein Türblatt oder eine Holzplatte kaufen, sie auf zwei Böcke platzieren und Kissen obenauf legen. Wie auch immer Ihre Lösung aussieht, finden Sie einen Behandlungsplatz, der für Sie beide bequem ist und Ihren Körper nicht stresst.

Ich benutze einen Hocker, der beinahe die gleiche Höhe wie mein Massagetisch hat, wenn ich eine Reiki-Behandlung gebe. Bei einigen der Handpositionen sitze ich, bei anderen stehe ich. Je nachdem, was am bequemsten ist. Den Hocker kann ich leicht mit einer Hand bewegen, z. B. wenn ich zum Kopf gehe, während meine andere Hand in Kontakt mit dem Körper der Person bleibt.

Die praktischen Vorbereitungen

Es folgen nun einige Richtlinien, die sich als praktisch für eine Reiki-Behandlung erwiesen haben:

→ Stellen Sie vor Behandlungsbeginn das Telefon ab oder platzieren Sie es so, dass Sie das Klingeln nicht hören. Sollten Sie dies vergessen haben und es kommt ein Anruf, nehmen Sie ihn nicht an. Sie sind es dem zu Behandelnden und sich selbst schuldig, sich voll und ganz auf die Reiki-Behandlung zu konzentrieren. Zudem werden Sie feststellen, dass Sie sich während einer Behandlung automatisch in einem meditativen Alpha-Zustand befinden. Sobald Sie abrupt Ihre Hände von dem zu Behandelnden fortnehmen, um ans Telefon zu eilen, bedeutet dies für Sie beide einen Bruch in der Behandlung.

→ Nehmen Sie Ringe, Uhr und Armbänder ab, damit diese Sie während der Behandlung nicht behindern.

→ Bitten Sie den zu Behandelnden, Brille und Gürtel abzulegen, zu enge Kleidung zu lockern und die Schuhe auszuziehen. Wenn es kühl ist, decken Sie ihn mit einer leichten Wolldecke zu. Der zu Behandelnde soll sich wohl fühlen und entspannen.

→ Legen Sie ein Kissen unter die Knie des zu Behandelnden, um die Spannung aus dem unteren Rücken zu nehmen. Wenn er sich umdreht, legen Sie das Kissen unter seine Knöchel. Manche Menschen möchten auch gerne ein Kissen für den Kopf. Ich lege für jede neue Person eine frische Papierserviette auf das Kissen oder den Tisch. Ein gefaltetes Papiertaschentuch benutze ich auch, um die Augen bei den Kopfpositionen zu bedecken.

→ Waschen Sie sich die Hände vor und nach der Behandlung.

→ Ich lasse während einer Reiki-Behandlung Musik laufen, etwas Sanftes und Beruhigendes, ohne laute oder schnelle Abschnitte. Dies fördert die Entspannung.

- Seien Sie in Ihrem Herz-Chakra zentriert, wenn Sie Reiki geben.
- Wenn ich behandle, rede ich nicht. (In einem Interview, das Mrs. Takata 1975 einem Zeitungsreporter gab, beschrieb sie die erste Reiki-Behandlung, die sie von zwei Assistenten von Dr. Hayashi in Tokio erhielt. Dabei erwähnte sie unter anderem: «Sie arbeiteten so still! Es wurde nicht gesprochen.») Ich sagte bereits, dass wir automatisch in einen tieferen Bewusstseinszustand gelangen, wenn wir Reiki geben oder empfangen, und dass wir in diesem Zustand besonders offen sind für Intuitionen, Einsichten und verschiedene Erfahrungen. Manchmal sehen Menschen Farben oder ein Bild im Geiste, kommen in Berührung mit einer Emotion oder erfahren eine spontane Harmonisierung im Körper. Wenn allerdings während einer Behandlung gesprochen wird, dann können sich weder der Behandler noch der zu Behandelnde auf eine derart tiefe Bewusstseinsebene begeben. So werden beide um mögliche Erfahrungen gebracht werden, die ein wertvoller Teil der Heilung sein könnten.
  Ich habe die Erfahrung gemacht, dass, wenn ich während der Behandlung rede und es auch dem zu Behandelnden erlaube, hinterher ein Gefühl von Unvollständigkeit oder Verlust da ist. Das Reiki wird zwar empfangen und wirkt, doch irgendetwas fehlt.
- Halten Sie, wenn möglich, den Kontakt vorzugsweise mit beiden Händen, mindestens aber mit einer Hand während der ganzen Behandlung. Wie bereits erwähnt, befinden Sie sich während einer Behandlung automatisch in einem meditativen Alpha-Zustand. Sobald Sie Ihre Hände abrupt von dem zu Behandelnden nehmen, bedeutet dies einen kleinen Schock für ihn.
- Ca. drei bis fünf Minuten sind eine gute Zeitspanne, um in den einzelnen Handpositionen zu verweilen. Wenn Ihre Hände sich mit einer Körperstelle verbunden haben, werden Sie schnell die Energie dort fühlen und spüren, wie lange Sie in der Position bleiben sollten.
- Bieten Sie dem zu Behandelnden nach der Behandlung ein Glas Wasser an. Dies hilft dem Körper, die Giftstoffe auszuscheiden.

Der Ablauf einer Behandlung

Das Ausstreichen der Aura

Ich beginne eine Vollbehandlung, indem ich die Aura dreimal vom Scheitel bis zu den Fußsohlen ausstreiche (immer vom Kopf abwärts). Dies Ausstreichen kann mit einem Arm in einer glättenden Bewegung durchgeführt werden, oder man benutzt beide Hände. Wenn ich von den Füßen wieder zum Kopf zurückkehre, um die Bewegung zu wiederholen, achte ich darauf, dass ich mit meinem Arm oder meinen Händen dem Körper des Behandelnden nicht zu nahe komme, da dies den Effekt haben würde, diesen Teil der Aura wieder in die entgegengesetzte Richtung zu bewegen. Ich habe die Erfahrung gemacht, dass es ziemlich unangenehm ist, wenn jemand meine Aura hoch und runter und damit in verschiedene Richtungen aufwühlt. Streichen Sie deshalb die Aura nur in eine Richtung, nur nach unten.
Als Nächstes sage ich ein kurzes Gebet. Ich bitte einfach darum, ein reiner klarer Kanal für die zu behandelnde Person zu sein, und nehme mir einen Moment Zeit, mich bewusst mit der Heiligkeit von Reiki zu verbinden. Anschließend lege ich meine Hände in die erste Position auf der Vorderseite des Körpers.

Die Handpositionen

Die Handpositionen, die ich anfangs lehrte, wurden mir von meinem damaligen Lehrer, Reiki-Meister John Gray, vermittelt. Ich hatte bereits viele Behandlungen nach seinem Muster gegeben, bevor ich Mrs. Takatas Reiki-I-Kurs besuchte. Damals beobachtete ich, dass die Positionen, die sie über dem Bauch benutzte, etwas anders waren. Während John Gray seinen Schülern beibrachte, bei der Behandlung des unteren Bauches die Hände zunächst auf den Solarplexus und den Nabel zu legen, bevor sie die V-Position ausführen (siehe Positionen V. 3A und V. 3B, S. 39 ff.), platzierte Mrs. Takata beide Hände zunächst auf der einen Seite und dann auf der anderen Seite des unteren Bauches (siehe Positionen V. 4A und V. 4B, S. 40 f.).
Ich habe beide Arten gelehrt und bin der Meinung, sie eignen sich gleichermaßen ausgezeichnet für die Behandlung. Andere Reiki-Meister vermitteln wiederum andere Handpositionen, die ebenfalls heilende Wirkung haben. Entscheidend ist, dass die Hände stets alle wesentlichen Körperteile abdecken.
Die Handpositionen, die in diesem

Buch illustriert sind, decken alle Hauptorgane des Körpers, alle Hauptsysteme – wie das Drüsen-, das Immun-, das autonome Nervensystem etc., die Hauptmeridiane und Akupressurpunkte sowie die sieben Hauptchakren ab.

Manche Lehrer sagen ihren Schülern, dass sie mit dem Kopf anfangen sollen, andere lehren, mit dem Bauch zu beginnen. Beide Methoden sind gleichermaßen wirkungsvoll. Ich lehre meine Schüler, mit dem Bauch anzufangen, so habe ich es sowohl von John Gray als auch von Mrs. Takata gelernt. In der Regel folge ich jedoch meiner Intuition. Gewöhnlich beginne ich mit dem Bauch, und manchmal fange ich auch am Kopf an.

Der zeitliche Ablauf der Behandlung

Eine vollständige Reiki-Behandlung dauert im Allgemeinen eine bis eineinhalb Stunden. Ich brauche gewöhnlich eineinviertel Stunde, sogar dann, wenn ich meine, zügig voranzugehen. Ca. drei bis fünf Minuten sind eine gute Zeitspanne für jede Handposition. Wenn Ihre Hände sich mit einer Stelle verbunden haben, werden Sie schnell die Energie in diesem Körperbereich fühlen und spüren, wie lange Sie in dieser Position bleiben sollten.

Im Kapitel «Was Ihre Hände Ihnen erzählen» spreche ich darüber, was die Empfindungen in Ihren Händen Ihnen sagen. Diese Empfindungen sind Ihr Leitfaden. Sie teilen Ihnen nicht nur mit, wie groß der Bedarf in diesem speziellen Körperteil ist, sondern zeigen Ihnen auch, wie lange Sie in dieser Position bleiben sollten. Wenn Sie im Körper einer Person viel Energie oder Hitze fühlen, dann ist dies ein Signal dafür, dass irgendetwas nicht optimal funktioniert und dass dieser Teil Reiki braucht. Sobald deutlich wird, dass der Bedarf größer ist, sollten Sie mehr Zeit in dieser Position verbringen. Abhängig von der Schwere des Problems und davon, wie viel Zeit Sie haben, können Sie sieben, zehn, fünfzehn oder mehr Minuten auf einer Stelle verweilen – sogar eine halbe oder ganze Stunde ist manchmal angebracht. Ich möchte immer länger an einigen Stellen bleiben, als es die Zeit erlaubt. Denken Sie auch daran, dass Reiki noch lange, nachdem Sie die Behandlung beendet haben, weiterwirkt und dass die Ergebnisse sich im Laufe der Behandlung deutlicher zeigen.

Wie Sie die Hände auflegen sollten

Wenn Sie Ihre Hände auf den Körper legen, achten Sie darauf, nicht zu viel Druck auszuüben. Eine unbequeme Körperhaltung könnte dazu führen, dass Sie sich unabsichtlich aufstützen. Deshalb ist es wichtig, dass Sie Ihren Behandlungsplatz auf die für Sie richtige Höhe einrichten. Stellen Sie eine gute Verbindung her und passen Sie Ihre Hände den Körperkonturen so gut wie möglich an. Je besser die Verbindung ist, umso schneller werden Sie eine Rückmeldung vom Körper bekommen.

Wenn Sie, kurz nachdem Sie die Hände auf den zu behandelnden Bereich gelegt haben, eine Stelle fühlen, die stärker als anderswo Reiki anzieht – vielleicht an der Handkante oder unter Ihren Fingern –, dann bewegen Sie langsam Ihre Hand in die Richtung, sodass Ihre Handfläche direkt über dieser Stelle liegt. Durch die Nebenchakren in den Handflächen fließt das meiste Reiki.

Die Grundpositionen sind ein ausgezeichneter Ausgangspunkt für jede Behandlung. Passen Sie jedoch die Platzierung Ihrer Hände immer an die Bedürfnisse des Körpers des zu Behandelnden an. Zusätzlich zu den Grund-Handpositionen finden Sie in dem Kapitel «Extra-Positionen», die bei bestimmten Störungen anzuwenden sind.
In allen Positionen wird Reiki viel bewirken. Nicht nur, dass direkt Organe, Muskeln, Drüsen, Gewebe, Blutgefäße, Flüssigkeiten, Haut, Knochen und viele verschiedene Systeme behandelt werden, in jeder Position wird auch durch die Meridiane und Akupressurpunkte Reiki in andere Teile des Körpers geschickt. Als ich mit Reiki-Behandlungen begann, habe ich oft ein Anatomie-Buch und eins über Akupressurpunkte und die mit ihnen verbundenen Körperteile zur Orientierung hinzugezogen. Das war aufschlussreich und hilfreich zugleich.

Die Handpositionen

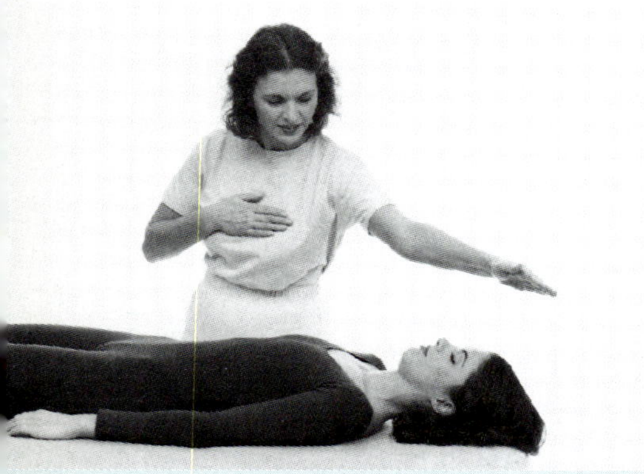

Beginn der Behandlung

Streichen Sie die Aura dreimal vom Kopf bis zu den Füßen aus. Wenn Sie mit Ihrem Arm von den Füßen wieder zum Kopf zurückkehren, um das Ausstreichen zu wiederholen, achten Sie darauf, dass Sie den Arm vom Körper des zu Behandelnden entfernt halten. So verhindern Sie, dass die Aura in die entgegengesetzte Richtung bewegt wird.

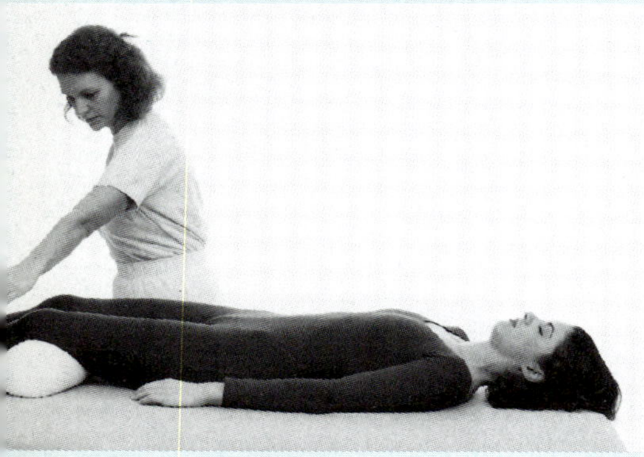

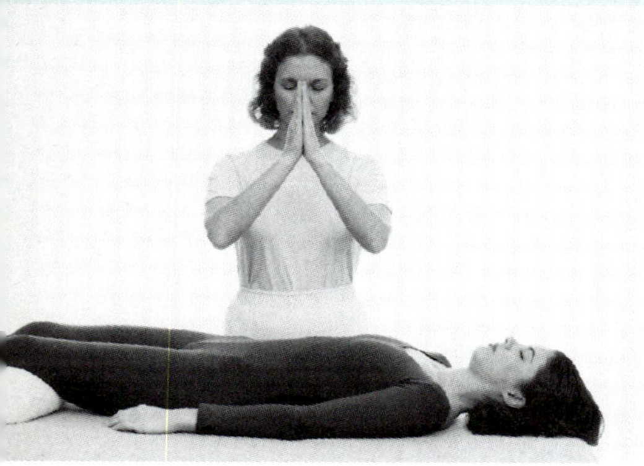

Sprechen Sie ein kleines Gebet, wenn Sie möchten.

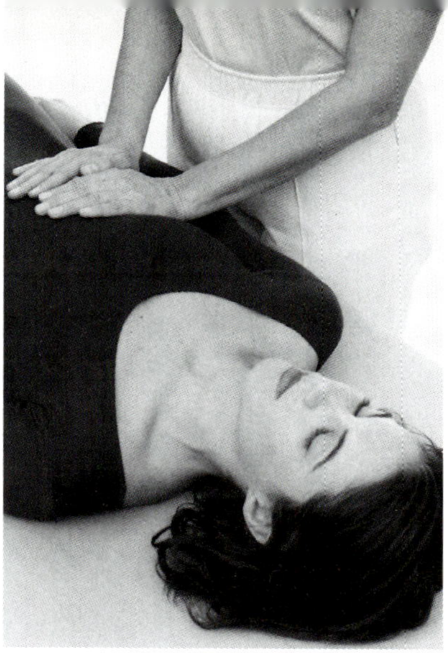

Die Vorderseite des Körpers

V. 1 Berühren Sie die imaginäre Linie in der Körpermitte mit den Fingerspitzen.

Mit dieser Position behandeln Sie: die Leber, die Gallenblase, den Zwölffingerdarm, den Pankreaskopf, einen Teil des Magens, einen Teil des Querdarms und den Solarplexus; sowie die Leber-, Magen-, Nieren- und Milzmeridiane und verschiedene Akupressurpunkte.

Anzuwenden bei: Diabetes *, Hypoglykämie, Hepatitis und anderen Leberfunktionsstörungen, Hautproblemen, Zwölffingerdarmgeschwür, Gallensteinen, hohem Blutdruck und Verdauungsstörungen.

* Wenn Sie die regelmäßige Behandlung eines Diabetikers beginnen, der Insulin nimmt, sagen Sie ihm, dass er seinen Blutzucker jeden Tag überprüfen muss. Da die Bauchspeicheldrüse normaler zu funktionieren beginnt, muss die Insulindosis entsprechend angepasst werden.

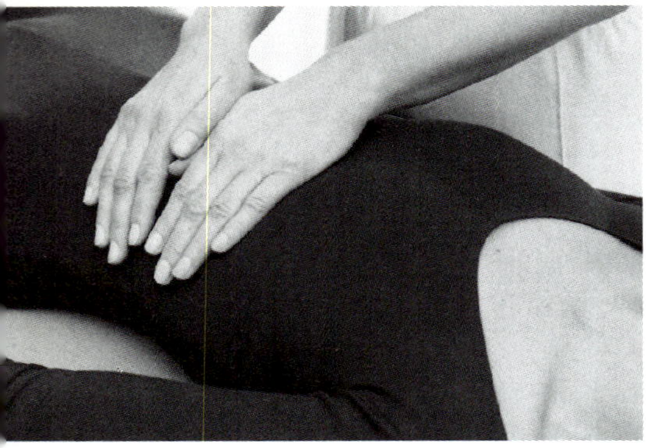

V. 2 Legen Sie die Hände so auf, dass die Handballen zur Körpermitte zeigen und eine imaginäre Längslinie in der Mitte des Körpers berühren.

Mit dieser Position behandeln Sie: die Leber, den Magen, den Pankreasschwanz, den Querdarm, die Milz und den Solarplexus; sowie auch die Leber-, Magen-, Nieren- und Milzmeridiane und verschiedene Akupressurpunkte.

Anzuwenden bei: Diabetes und Hypoglykämie, Bluthochdruck, Magenproblemen und Störungen des Immunsystems.

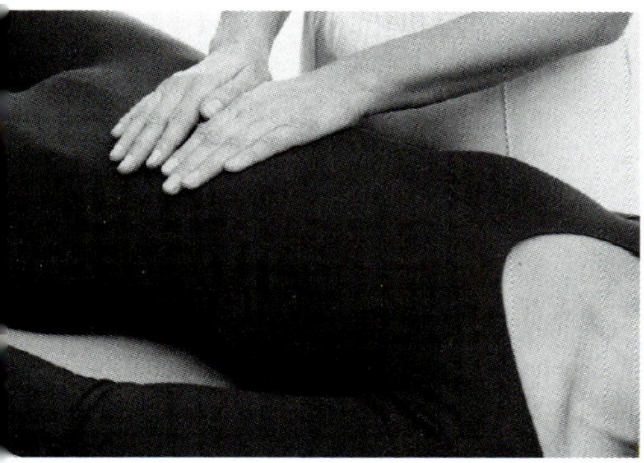

V. 3A Die eine Hand liegt knapp unter den Rippenbogen, die andere bedeckt den Bauchnabel.

Mit dieser Position behandeln Sie: das Solarplexus-Chakra (Sitz der Emotionen), den Nabel, das Hara (ein Energiepunkt knapp unterhalb des Nabels) und den Dünndarm; sowie Magen- und Nierenmeridiane und verschiedene Akupressurpunkte.

Anzuwenden bei: mangelnder Energie, Schock, emotionaler und geistiger Unausgeglichenheit, Asthma, Lungenentzündung, Zwölffingerdarmgeschwür, Blähungen, Verdauungsstörungen (Verstopfung), Harnwegsproblemen (Inkontinenz wie Harnverhaltung), Hautproblemen, Herzstörungen, Schlaganfall, chronischen Rückenschmerzen, Ödemen, Menstruationsproblemen und geschwollenem Bauch.
Diese Handposition fördert die Resorption von Kalzium, Ölen und Fett, Zucker und Stärke.

V. 3B, V. 4A & V. 4B In Position **V. 3B** berühren Ihre Hände am unteren Teil des V das Schambein. Für die Positionen **V. 4A** und **V. 4B** legen Sie die Hände von der Mitte zur Außenkante des Körpers, sodass der untere Teil der Hände das Schambein berührt.

Mit diesen Positionen behandeln Sie bei Frauen: die Eierstöcke, die Eileiter, die Gebärmutter, die Vagina;
bei Männern: die Samenleiter, die Bläschendrüse, den Harnleiter und die Blase;
bei Frauen und Männern: den Dünndarm und Teile des aufsteigenden und des absteigenden Dickdarms. Die Hände auf der rechten Seite des Körpers behandeln auch die Ileozäkalklappe und den Blinddarm.

Anzuwenden bei: Schmerzen im Brustbereich, Problemen mit Augen, Hals und Schilddrüse, Schlaflosigkeit, Lungenentzündung, Störungen im Immun- und im Lymphsystem, Zwölffingerdarmgeschwür, Hautproblemen, Schmerzen im unteren Rücken sowie Blasen- und Harnwegsstörungen. Behandeln Sie den rechten Unterleib bei Problemen mit dem Blinddarm und gestörtem Blutzucker.
Bei Frauen anzuwenden: in der Schwangerschaft, bei Menstruationsproblemen, in den Wechseljahren.
Behandeln Sie Kinder, die Mumps haben, sehr gründlich über den Fortpflanzungsorganen.

Hinweis: Falls Sie bei diesen Positionen keinen direkten Körperkontakt möchten, können Sie die Hände ein wenig entfernt vom Körper halten. Reiki überwindet den Zwischenraum, und die Wirkung ist die gleiche.

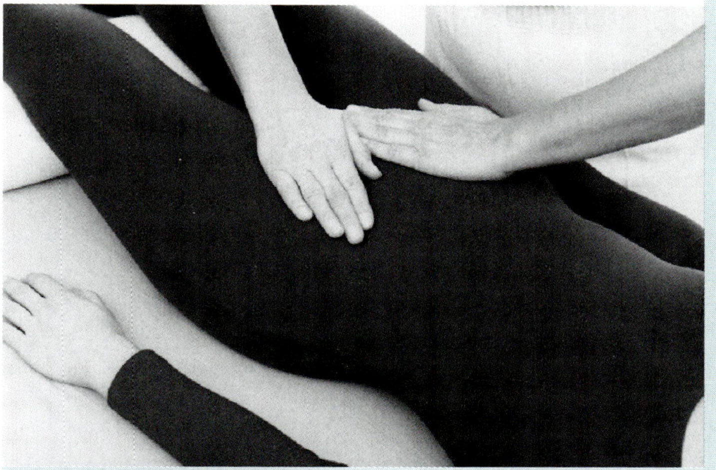

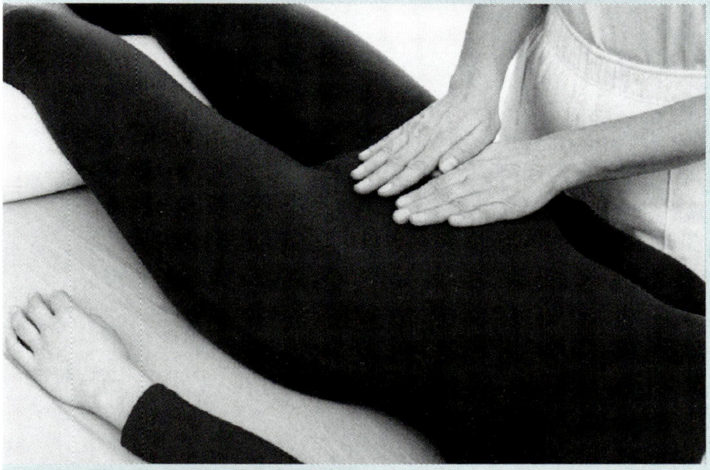

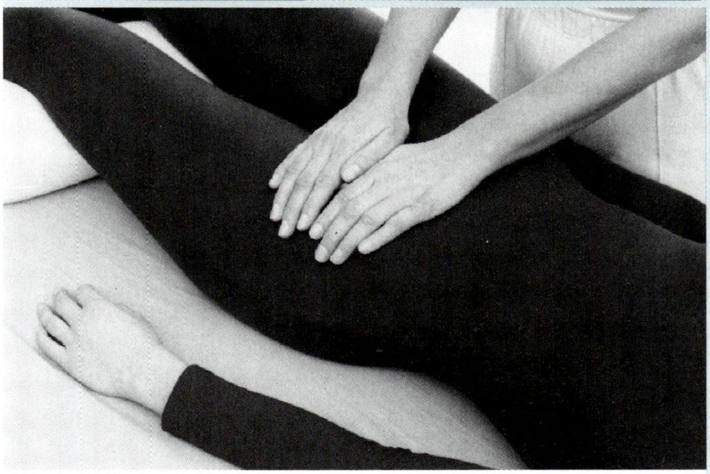

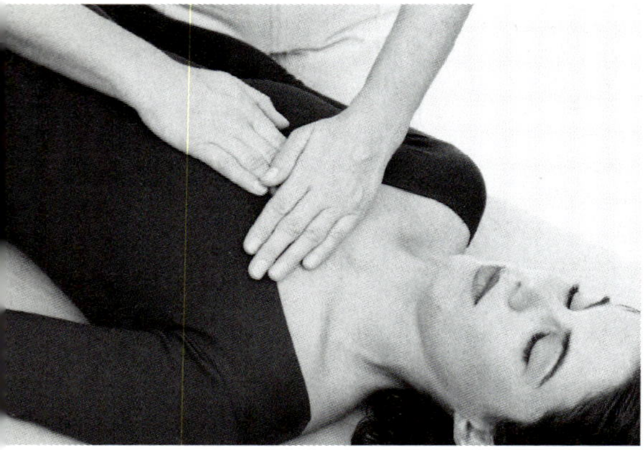

V. 5 Legen Sie eine Hand über dem Herzen auf das Brustbein. Platzieren Sie die andere Hand so, dass sie die Fingerspitzen der anderen Hand bedeckt und mit dieser ein T bildet.

Mit dieser Position behandeln Sie: die Thymusdrüse (wichtigste Drüse des Immunsystems), das Herz und das Herz-Chakra, die Lunge und diverse Akupressurpunkte.

Anzuwenden bei: Lungenerkrankungen, Herzerkrankungen, Stress, allen Problemen, die auf ein geschwächtes Immunsystem zurückzuführen sind (wie zum Beispiel Chronisches Müdigkeitssyndrom, AIDS, HIV, Krebs), Virusinfektionen, bakteriellen Infektionen; sowie Rückenschmerzen, Störung im Lymphsystem, Verdauungsproblemen, Tinnitus, Taubheit, Blähungen und Ödemen.

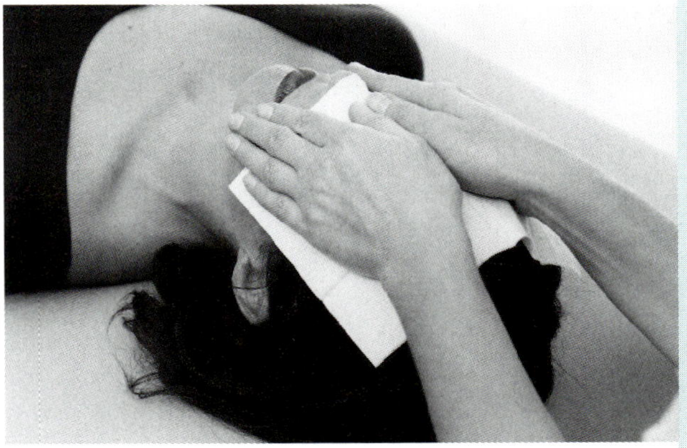

Die Kopf-Positionen

K. 1 Bedecken Sie die Augen mit beiden Händen. Die Handballen setzen dabei am Haaransatz an. Achten Sie darauf, keinen Druck auf die Nasenlöcher auszuüben.

Mit dieser Position behandeln Sie: die Augen, die Nebenhöhlen, das Stirn-Chakra, die Hypophyse, die Zirbeldrüse und den vorderen Gehirnlappen (zuständig für Bewusstsein, Intelligenz und Persönlichkeit); sowie Magen-, Blasen-, Gallenblasen- und Dickdarmmeridiane und diverse Akupressurpunkte.

Anzuwenden bei: Augenproblemen, durch überanstrengte Augen verursachten Kopfschmerzen, Problemen mit Nebenhöhlen, Allergien, geistiger Unausgeglichenheit, Schwindel und Nahrungsmittelvergiftung.

Hinweis: Während Sie das Gesicht behandeln, sollten Sie die Augen mit einem gefalteten Papiertuch bedecken. So ist es angenehmer für den zu Behandelnden, falls Ihre Hände kalt oder feucht sind. Das Tuch sichert natürlich auch eine gewisse Hygiene. Werfen Sie das Papiertuch nach der Behandlung fort.

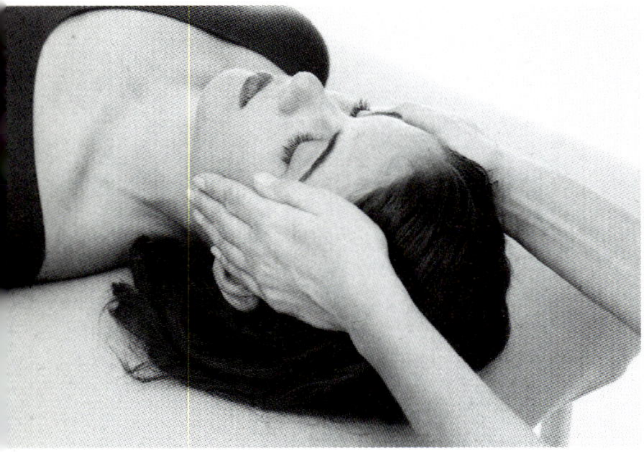

K. 2 Ihre Handflächen bedecken auf beiden Seiten die Schläfen. Wenn Sie große Hände haben, umschließen diese möglicherweise auch die Ohren.

Mit dieser Position behandeln Sie: die Seiten des Kopfes, Schläfen und Kiefer, die Teile des Gehirns, die mit Sprache, Gehör und Geruchssinn verbunden sind; die Gallenblasen- und Dünndarmmeridiane sowie einige Akupressurpunkte.

Anzuwenden bei: Augenproblemen, Behandlung der Rückenmarksnerven, einigen Arten von Herzproblemen, Süchten, Störungen des Kiefergelenkes sowie Auswirkungen von Mumps auf die Fortpflanzungsorgane.
Wenn Sie hier behandeln, verbinden Sie sich mit dem emotionalen Zentrum des Gehirns und schenken dem Körper Ruhe und Entspannung. Diese Position gleicht die rechte und linke Gehirnhälfte aus.

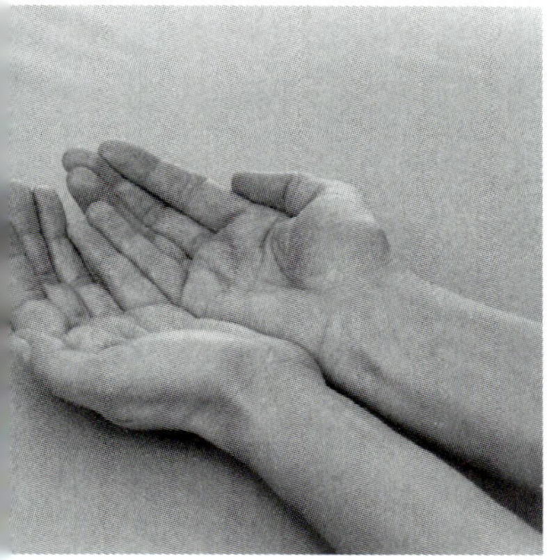

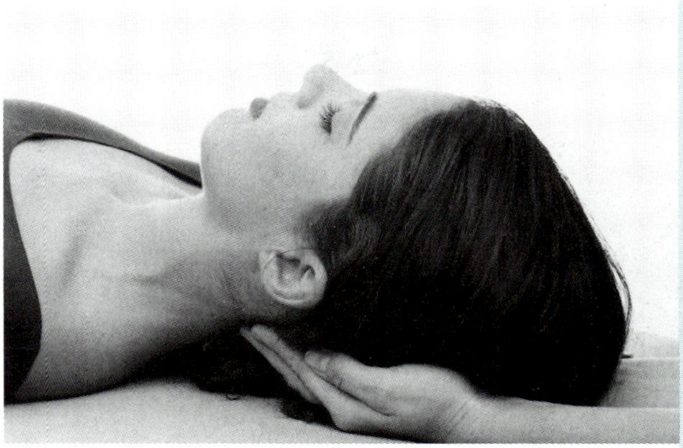

K. 3 In dieser Position berühren die Hände einander, während sie den Schädel umschließen, dabei liegen Mittel-, Ring- und kleiner Finger jeder Hand in der Medulla (der weichen Stelle in Form eines umgekehrten U am oberen Ende der Wirbelsäule) und die anderen Fingerspitzen genau unter der Schädelkante.

Mit dieser Position behandeln Sie: die Teile des Gehirns, die mit Sehen, Lesen und Schreiben verbunden sind; Blasen- und Gallenblasenmeridiane sowie einige Akupressurpunkte.

Anzuwenden bei: Lese- und Rechtschreibschwächen, Augenstörungen, Schlaganfall, Venenstauungen, Kopf- und Augenschmerzen, Nasenbluten, Benommenheit, Blähungen, Verdauungsstörungen und niedrigem Blutzucker.

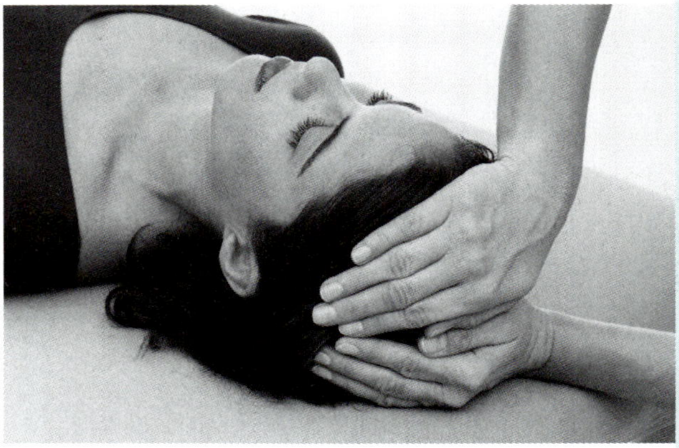

K. 4 Die Hände liegen auf dem Scheitel, die untere Hand bedeckt gerade die Wölbung am Hinterkopf.

Mit dieser Position behandeln Sie: den Teil des Gehirns, der die Körpermotorik steuert; die Zirbeldrüse, die Hypophyse und den Hypothalamus (die Teil des endokrinen Systems sind); sowie die Blasen- und Gallenblasenmeridiane und verschiedene Akupressurpunkte.

Anzuwenden bei: allen Arten von Lähmungen oder Bewegungsproblemen, Kopfschmerzen (insbesondere Druckkopfschmerzen), Augenschmerzen, einer Disharmonie zwischen der Zirbeldrüse und der Hypophyse (dies ist sehr wichtig für emotionale Ausgeglichenheit), Schwindel, Gleichgewichtsstörungen, Schlafproblemen und Problemen mit der Körpertemperatur.

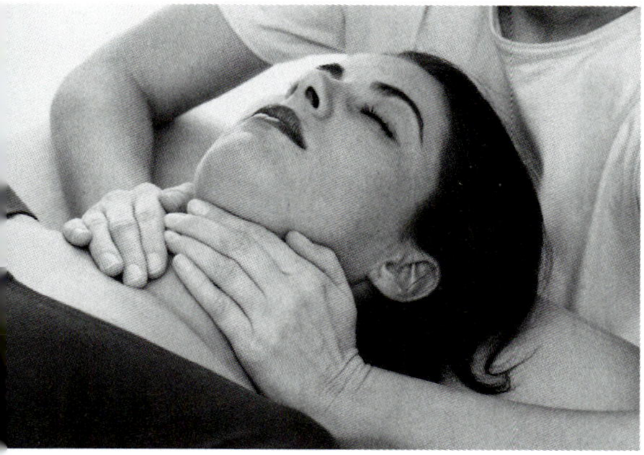

K. 5 In dieser Position liegen die Spitzen der mittleren Finger einer Hand sanft in der Halsgrube, dem Kehlkopf-Chakra. Die Finger der zweiten Hand liegen oberhalb der anderen auf der Kehle. Beide Hände schmiegen sich so weit wie möglich um den Hals. Achten Sie sorgfältig darauf, keinen Druck auf die Kehle auszuüben.

Mit dieser Position behandeln Sie: die Schilddrüse und die Nebenschilddrüse (die eine bedeutende Rolle bei der Stoffwechselsteuerung spielen), den Hals und das Kehlkopf-Chakra, den Kehlkopf und den Nacken.

Anzuwenden bei: Erkältung, Grippe, Mandelentzündung, Halsschmerzen, Schlaganfall, Problemen mit der Menstruation und den Fortpflanzungsorganen, Schlaflosigkeit und Migräne. Diese Handposition hilft auch, das Lymphsystem und die Schilddrüse zu regulieren sowie den Blutdruck zu normalisieren.

Hinweis: Gewöhnlich knie ich mich für diese Position hin, da die Hände so einfacher in die korrekte Position zu bringen sind.

Die Rücken-Positionen

Es gibt keine bestimmte Anzahl von Positionen für den Rücken, denn diese hängt von der Größe Ihrer Hände und der Länge des zu behandelnden Rückens ab. Sie beginnen grundsätzlich in Schulterhöhe und arbeiten sich von Seite zu Seite und bis zum Kreuzbein hinunter und schließen dann mit der T-Position ab. Wenn Sie am Rücken arbeiten, tasten Sie vorsichtig nach der Wirbelsäule und berühren Sie diese dann in jeder Position entweder mit den Handballen oder den Fingerspitzen. Ich lege die Hände in der Regel ein wenig übereinander, sodass auch wirklich die ganze Wirbelsäule Reiki erhält.

Manchmal wird gefragt, warum man nicht jeweils eine Hand zu beiden Seiten der Wirbelsäule auflegt, während man den Rücken hinuntergeht. Im Prinzip ist dagegen nichts einzuwenden, denn die Wirkung ist die gleiche. Sobald Sie sie jedoch anwenden, kommt Ihr Körper aus dem Gleichgewicht, und es werden die Muskeln in den Oberarmen und den Schultern extrem beansprucht. Wenn Sie den Rücken wie gezeigt hinuntergehen, wird Ihr Körper besser im Gleichgewicht sein.

Alle Rücken-Positionen behandeln das autonome Nervensystem, das zu beiden Seiten der Wirbelsäule verläuft, sowie die Blasenmeridiane, die ebenfalls entlang der Wirbelsäule verlaufen. Bei Allergien behandeln Sie besonders die rechte Seite der Wirbelsäule.

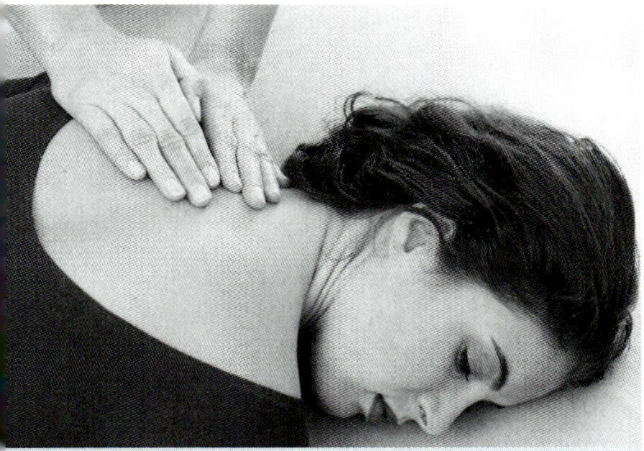

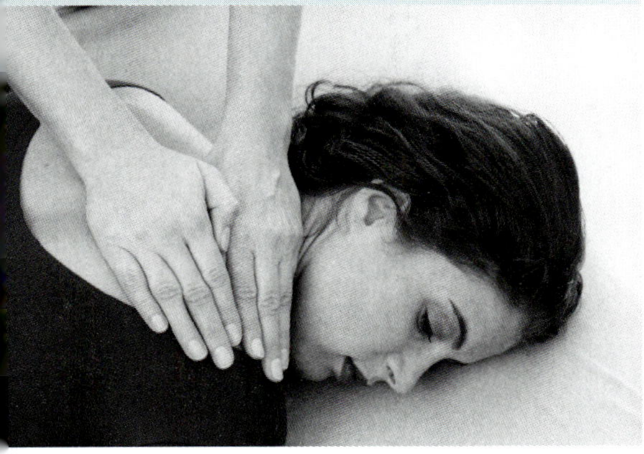

R. 1 & R. 2 Wölben Sie die Hände leicht um die Schultern herum.

In diesen Positionen behandeln Sie: starke Verspannungen, den 7. Halswirbel, der sowohl mit der Hypophyse und der Schilddrüse als auch mit jedem Knochen im Körper verbunden ist (speziell alle Knochenprobleme sind über dem 7. Halswirbel zu behandeln), das Herz, die Lunge und die Wirbelsäule; das Kehlkopf-Chakra sowie die Gallenblasen- und Dünndarmmeridiane.

Anzuwenden bei: allen Lungen- und Herzproblemen, Lungenentzündung, Husten, Asthma, Schlaflosigkeit, Kopfschmerzen, Angst, Stress und Anspannung, Schwindel, Schmerzen in Schultern und Armen. Die Position eignet sich, um den Körper zu wärmen und die Durchblutung zu fördern.

R. 3 & R. 4 Wandern Sie mit beiden Händen nun langsam so den Rücken hinunter, dass Sie die letzte Position stets leicht mitbedecken. Berühren Sie in jeder Position entweder mit den Handballen oder mit den Fingerspitzen die Wirbelsäule.

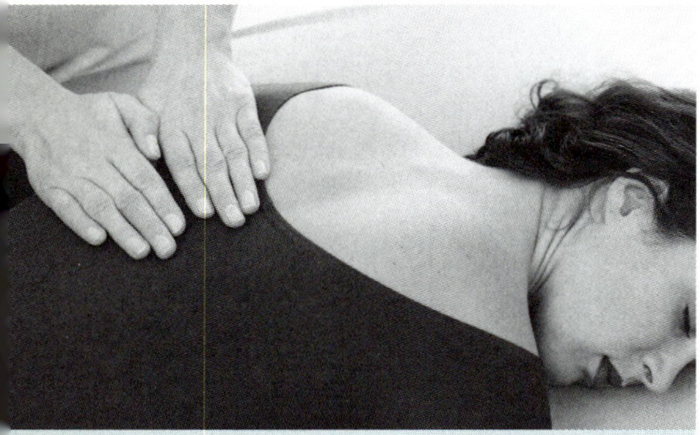

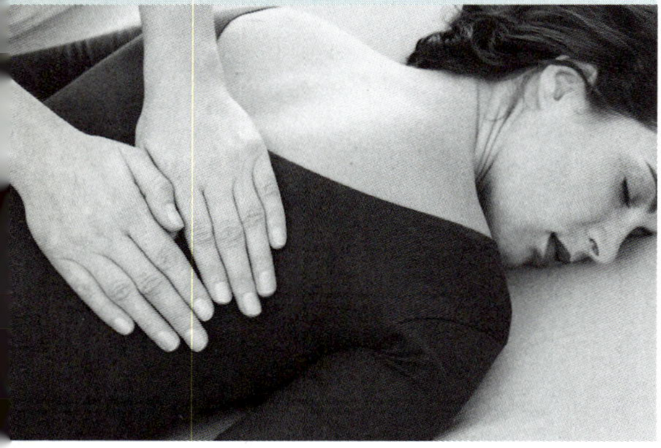

Mit dieser Position behandeln Sie: die Lunge und das Herz.

Anzuwenden bei: Lungen- und Herzproblemen, Lungenentzündung, Husten, Grippe, Asthma, Angst und Nervosität.

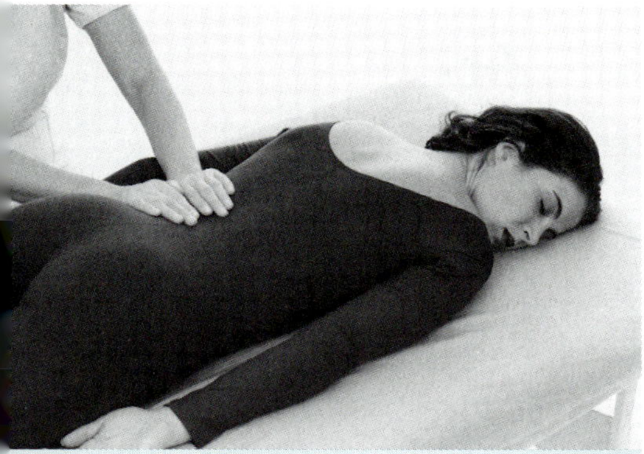

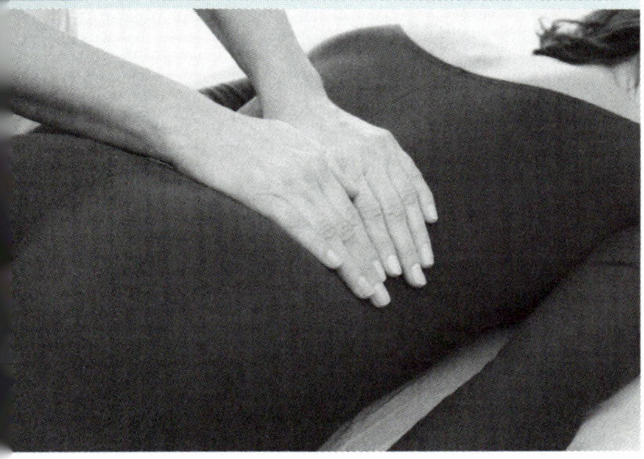

R. 5 & R. 6 Wandern Sie mit den Händen weiter den Rücken hinunter. Behandeln Sie die Wirbelsäule in ihrer ganzen Länge.

Mit dieser Position behandeln Sie: die Nieren und die Nebennieren sowie die Organe im Bereich des Zwerchfells (Bauchspeicheldrüse, Leber, Gallenblase, Zwölffingerdarm, Magen und Milz).

Anzuwenden bei: Schock (die Nebennieren), Lungen- und Herzproblemen, Nieren- und Harnwegsstörungen, Hautproblemen und Schmerzen im Körper. Bei einer Entzündung des Ischiasnervs behandeln Sie beide Seiten der Wirbelsäule in Taillenhöhe sowie das Gesäß und entlang dem entsprechenden Bein.

Hinweis: Die Nebennieren, die sich jeweils auf dem oberen Pol der Niere befinden, sind gewöhnlich aufgrund des modernen Lebenstempos und des hohen Konsums von Kaffee und coffeinhaltigen Getränken gestresst.

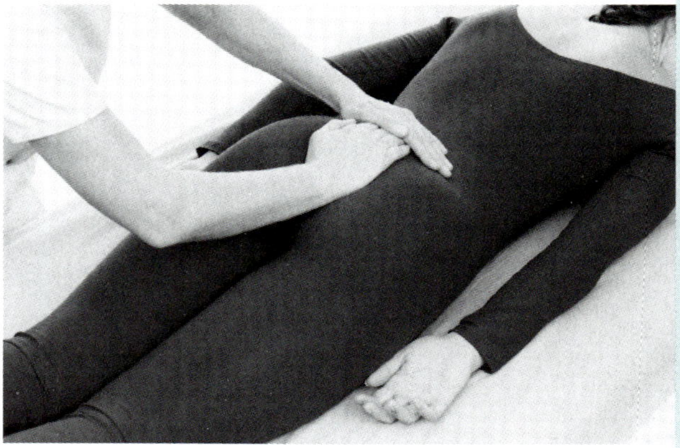

R. 7 In dieser T-Position legen Sie den Handballen der einen Hand direkt auf das untere Ende der Wirbelsäule (das Steißbein), sodass die Energie direkt die Wirbelsäule hinauffließt. Mit der anderen Hand bedecken Sie leicht die Fingerspitzen der unteren Hand.

Mit dieser Position behandeln Sie: die Wurzel- und Sakral-Chakren, den Mastdarm und den After, die Blase, die Fortpflanzungsorgane, die Prostata und den Magen.

Anzuwenden bei: Hämorrhoiden, Prostataerkrankungen, Problemen mit Enddarm und After, Erkrankungen der Genitalien, Blasenproblemen und Verdauungsstörungen.

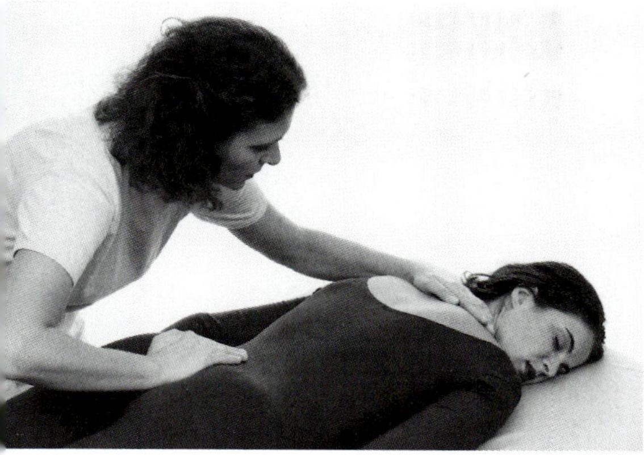

R. 8 Lassen Sie die untere Hand auf dem Steißbein (dem Ende der Wirbelsäule) und legen Sie die andere Hand auf den Nacken. Halten Sie diese Polaritätsposition so lange, bis Sie fühlen, dass die Energie in beiden Händen gleichmäßig stark fließt.

Mit dieser Position behandeln Sie: die Wirbelsäule und besonders den 7. Halswirbel.

Mit dieser Position gleichen Sie die Energie der Wirbelsäule aus, und es ist, wie man mir sagte, eine wunderbare Position gegen «Kater».

Beenden der Behandlung

Nun beginnen Sie, die Behandlung zu beenden, indem Sie an den Beinen und Füßen arbeiten und die zu behandelnde Person erden, bevor sie sich aufsetzt oder aufsteht.

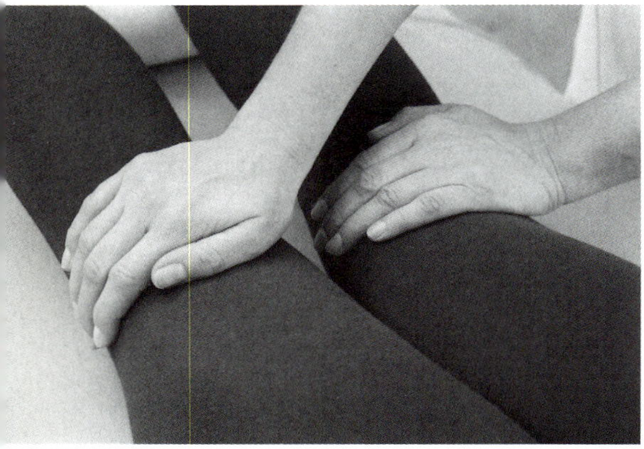

B. 1 Legen Sie beide Hände auf die Kniekehlen.

Mit dieser Position behandeln Sie: die Knie und mehrere Akupressurpunkte.

Anzuwenden bei: Problemen mit den Knien, der Blase, dem unteren Rücken, Dünn- und Dickdarm, der Milz, der Haut und bei Schwindel.

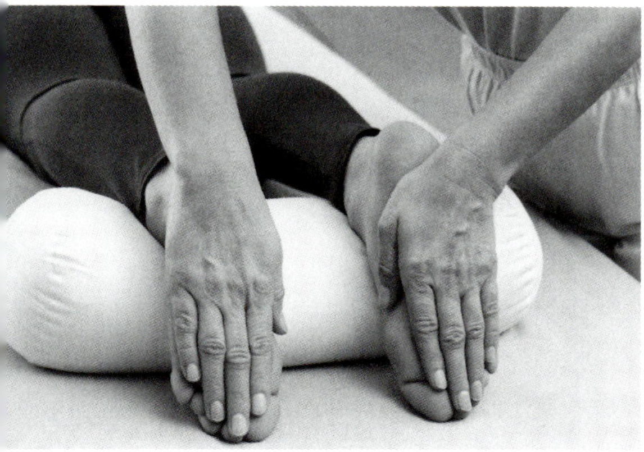

B. 2 Bedecken Sie die Fußsohlen mit den Händen. Die Fingerspitzen liegen auf den Zehenspitzen.

Mit dieser Position behandeln Sie: die Reflexzonen der Fußsohlen (die Nervenenden), die mit allen wesentlichen Körperteilen verbunden sind. Mit dieser Position senden Sie Energie durch diese Nervenbahnen und erden gleichzeitig den zu Behandelnden.

Streichen Sie nun, wie zu Beginn der Behandlung, die Aura dreimal vom Kopf bis zu den Füßen aus.

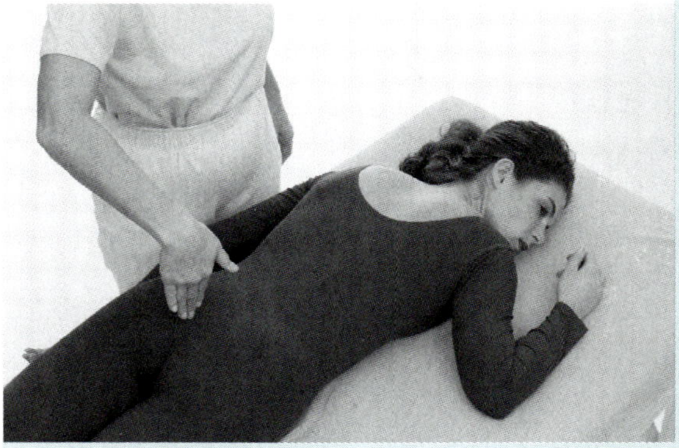

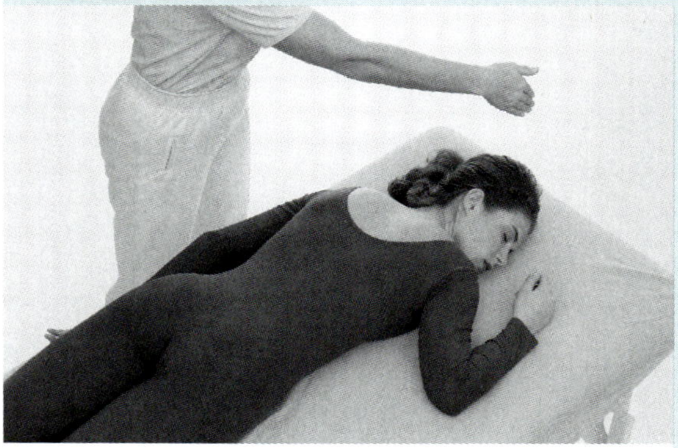

Halten Sie Ihre Hand etwas über dem Körper und richten Sie Ihre Fingerspitzen auf das Steißbein. Bewegen Sie die Hand gerade die Wirbelsäule hinauf bis über den Kopf der Person.

Tun Sie das einmal.

Diese Position stärkt den Körper.

Hinweis: Sie können auf diese Weise die Vorder- oder Rückseite des Körpers behandeln. Wenn Sie sich stärken wollen, können Sie die Position jederzeit bei sich selbst anwenden.

Extra-Positionen zur Behandlung besonderer Störungen

Diese Positionen können bei besonderen Problemen angewandt werden. Jeder Körperteil, der Heilung benötigt, wird direkt behandelt.

Immunsystem

E. 1 Legen Sie die Hände auf die äußeren Enden der Schlüsselbeine.

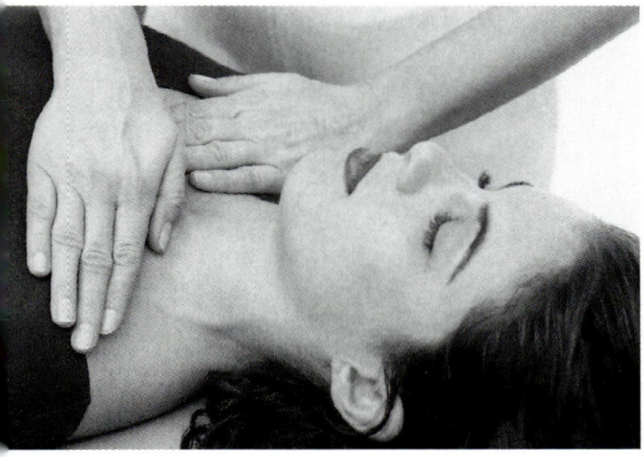

Mit dieser Position behandeln Sie: das Lymphsystem.

Anzuwenden: zur Verbesserung des Stoffwechsels und zur Stärkung des Immunsystems.

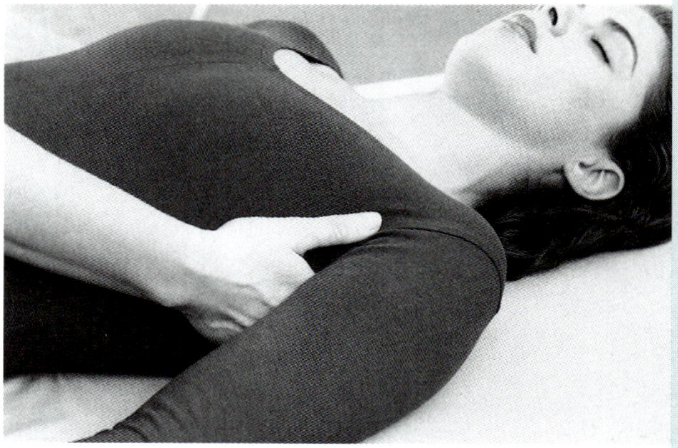

E. 2 Legen Sie die Hände unterhalb der Achselhöhlen seitlich auf die Rippen.

Mit dieser Position behandeln Sie: das Rippenfell und die Lymphknoten unter den Armen.

Anzuwenden bei: Immunschwäche und bei Lungenproblemen.

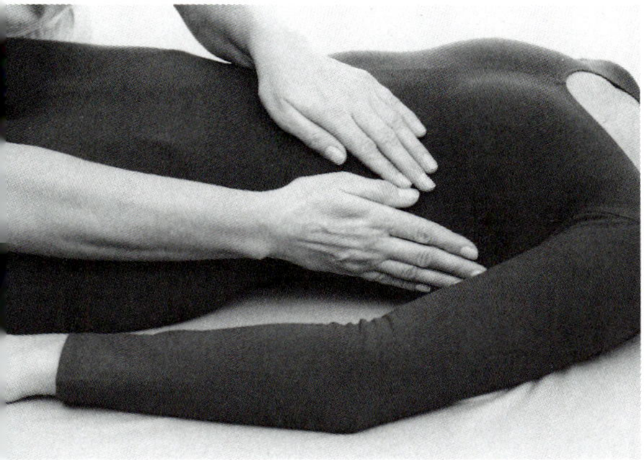

E. 3 Legen Sie die Hände auf der linken Körperseite seitlich und von oben auf die Rippen.

Mit dieser Position behandeln Sie: die Milz.

Anzuwenden bei: allen Milz- und Immunstörungen.

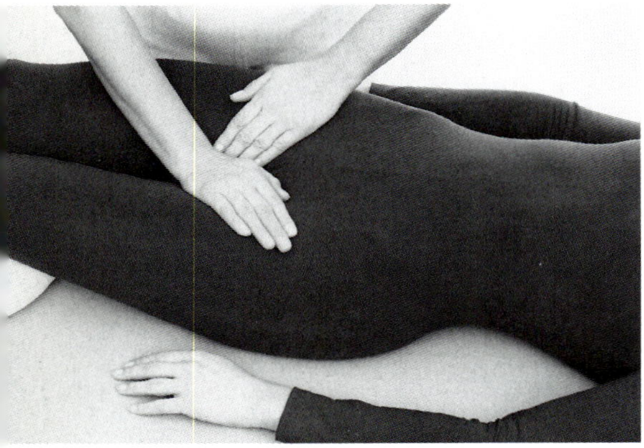

E. 4 Legen Sie die Hände auf die Leisten.

Mit dieser Position behandeln Sie: das Lymphsystem.

Anzuwenden bei: allen Problemen mit dem Immun- und dem Lymphsystem.

Gewichtsprobleme

E. 5 In dieser Position liegt eine Hand auf der Schilddrüse und die andere mittig auf dem Kopf.

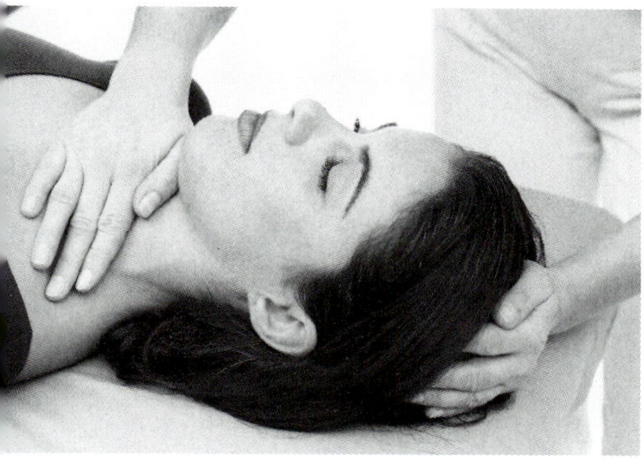

Fremdbehandlung

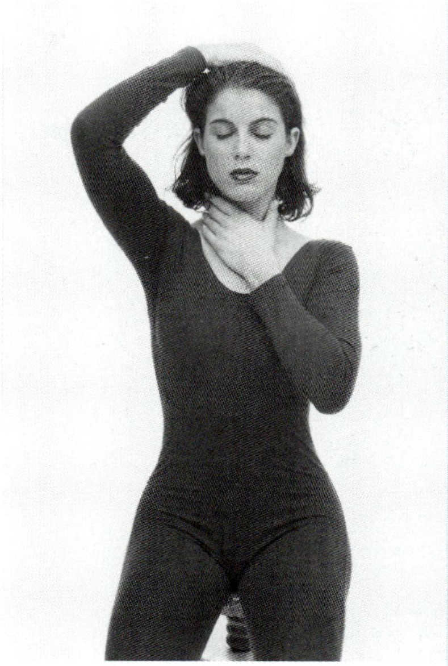

Eigenbehandlung

Mit dieser Position behandeln Sie: die Schilddrüse (welche den Stoffwechsel steuert), die Hypophyse, die Zirbeldrüse und den Hypothalamus.

Anzuwenden bei: Gewichtsproblemen, sowohl Über- als auch Untergewicht.

Hinweis: Sie können diese Position auch bei sich selbst regelmäßig anwenden. Eine gute Gelegenheit ist z. B. während des Fernsehens oder beim Klönen. Diese Position ist längerfristig sehr wirksam.

Bewegungsstörungen

E. 6 Legen Sie die Hände so über den Scheitel, dass sich die Fingerspitzen eben über den Ohren befinden.

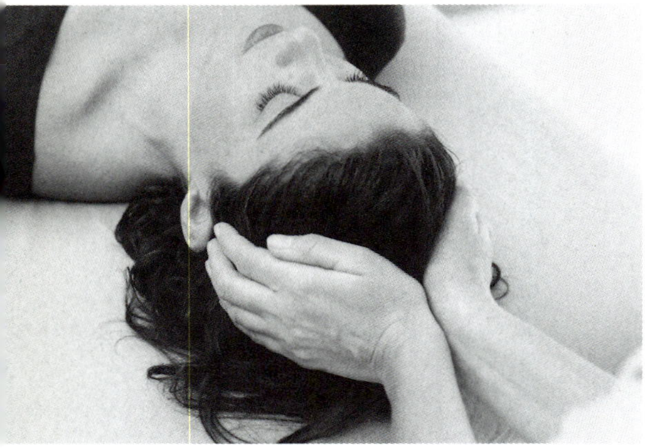

Mit dieser Position behandeln Sie: den Teil des Gehirns, der für Bewegung zuständig ist.

Anzuwenden bei: Bewegungsstörungen, allen Arten von Lähmungen, Lähmung nach Schlaganfall oder Dystrophie.

Augenprobleme

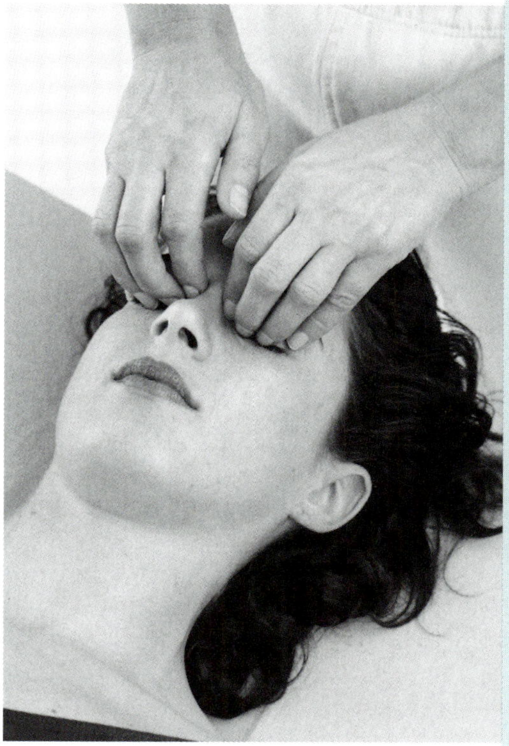

E. 7 Die Fingerspitzen liegen sanft auf den Augäpfeln. Die Zeigefinger befinden sich in den inneren Augenwinkeln und die kleinen Finger in den äußeren Augenwinkeln.

Mit dieser Position behandeln Sie: die Augen.

Anzuwenden bei: allen Augenproblemen.

Hinweis: Die Fingerspitzen senden Energiestrahlen aus, die direkt in die Augen gerichtet sind.

Nebenhöhlen

E. 8 Legen Sie die Spitzen der Zeigefinger an das innere Ende der Jochbeine, die Spitzen der kleinen Finger an das äußere Ende und die verbleibenden Finger entlang der Jochbeine.

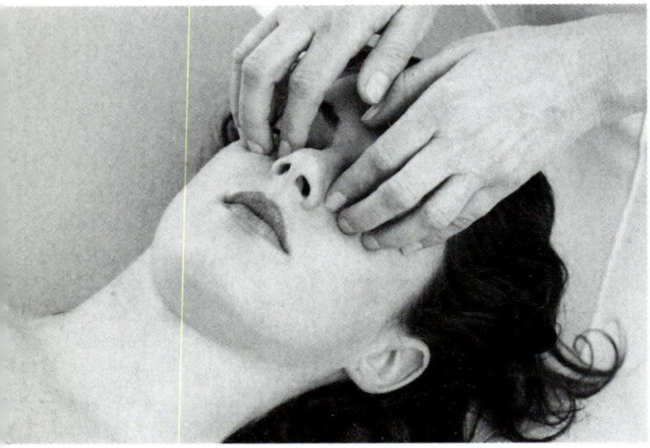

Mit dieser Position behandeln Sie: die vorderen Nebenhöhlen.

Anzuwenden bei: Nebenhöhlenproblemen.

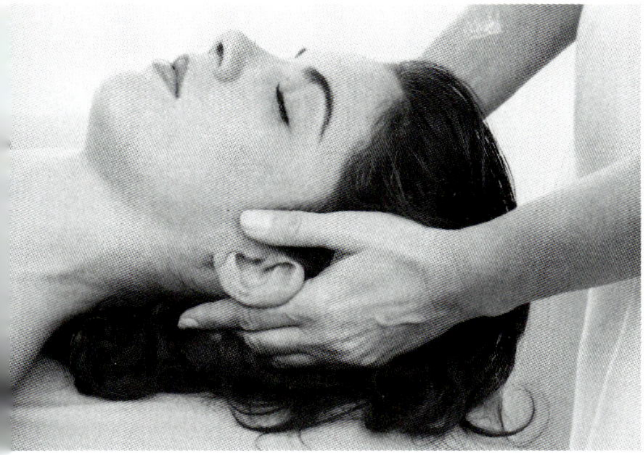

E. 9 Legen Sie die Handflächen eben oberhalb und hinter die Ohren.

Mit dieser Position behandeln Sie: die im Hinterkopf gelegenen hinteren Nebenhöhlen.

Anzuwenden bei: Nebenhöhlenproblemen.

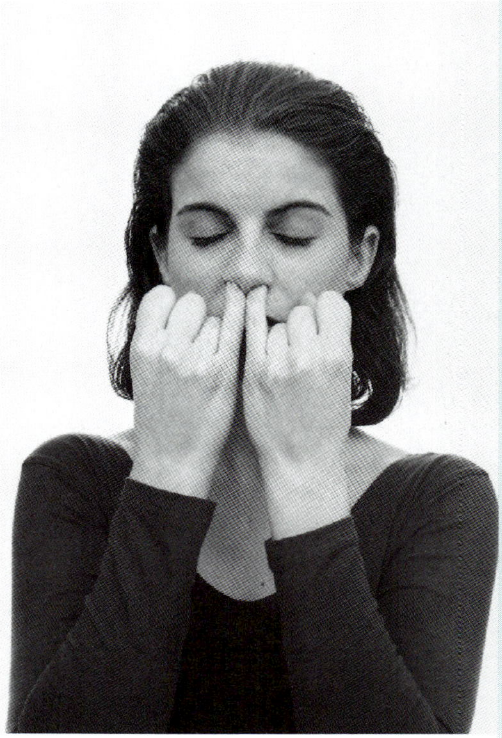

E. 10 Stecken Sie die Spitzen der kleinen Finger in die Nasenlöcher.

Mit dieser Position behandeln Sie: die Nasenhöhlen.

Anzuwenden bei: Problemen in den Nasengängen. Die Nebenhöhlen werden geöffnet, und von den Nebenhöhlen ausgehende Kopfschmerzen werden gelindert.

Hinweis: Diese Position eignet sich nur zur Eigenbehandlung.

Ohren

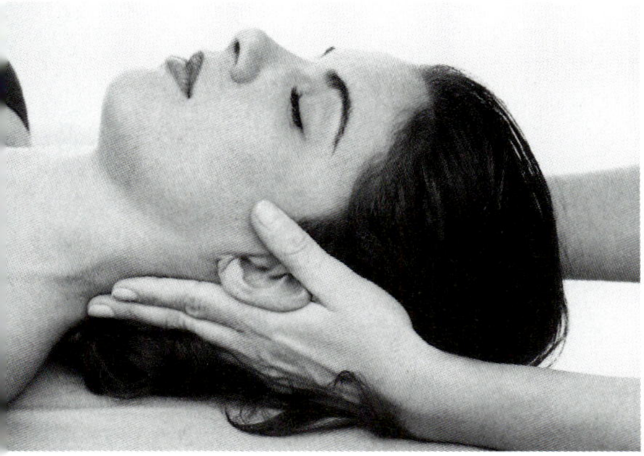

E. 11 Legen Sie die Handflächen über die Warzenfortsätze (die flachen Knochen hinter den Ohren).

Mit dieser Position behandeln Sie: die Zellen der Warzenfortsätze.

Anzuwenden bei: Ohrenproblemen.

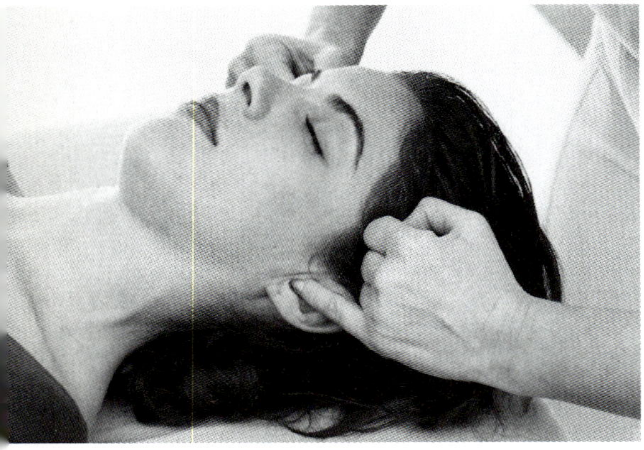

E. 12 Stecken Sie die Spitzen der kleinen Finger sanft in die Eingänge zum Gehörgang.

Mit dieser Position behandeln Sie: die Ohren.

Anzuwenden bei: Ohrenproblemen, Gleichgewichtsstörungen und Schwindel.

Hinweis: Die von den Fingerspitzen ausgesandte Energie geht direkt in die Gehörgänge.

Nasenbluten

E. 13 Legen Sie eine Handfläche über die Medulla und gruppieren Sie die Fingerspitzen der anderen Hand um die Nasenwurzel herum.

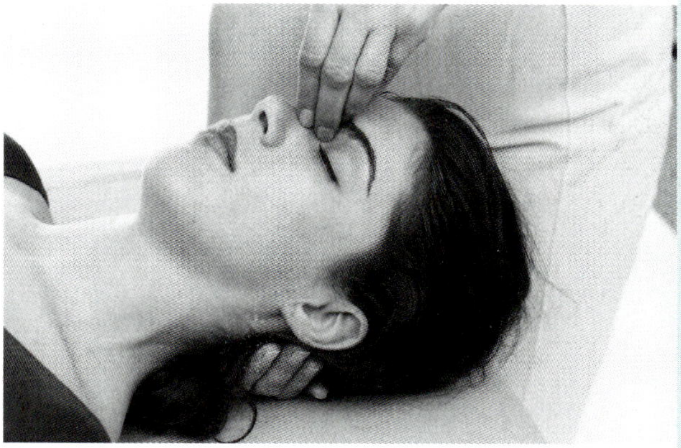

Mit dieser Position behandeln Sie: die Blutgefäße der Nasenhöhle.

Anzuwenden bei: Nasenbluten.

Hinweis: Nasenbluten können Sie auch selbst behandeln. Legen Sie eine Handfläche über die Medulla und stecken Sie zwei Finger der anderen Hand in die Nasenlöcher.

Kopfschmerzen

E. 14 Legen Sie eine Handfläche über die Medulla und die andere Handfläche auf die Mitte der Stirn über das spirituelle Auge.

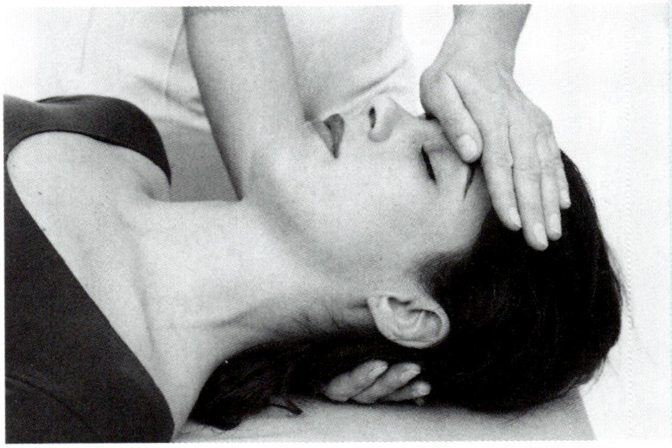

Mit dieser Position behandeln Sie: eine sehr wichtige Energieverbindung zwischen der Medulla und dem Stirn-Chakra und harmonisieren diese.

Anzuwenden bei: allen Arten von Kopfschmerzen, Problemen, die mit Hirnfunktionen oder -sekretionen (wie Multiple Sklerose, Epilepsie, Schlaflosigkeit etc.) verbunden sind – oder wann immer Ihre Intuition es Ihnen eingibt.

Arme

E. 15 Legen Sie die Handflächen über die Schulterkuppen.

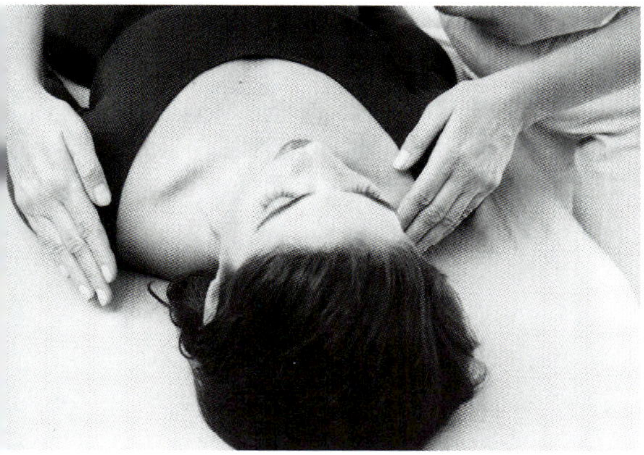

Mit dieser Position behandeln Sie: ein Nebenchakra, das Energie den ganzen Arm hinunterschickt.

Anzuwenden bei: allen Armproblemen.

Hinweis: Wenn die Schmerzen im Unterarm sind, behandeln Sie auch um die Ellbogen herum; wenn sie in den Händen liegen, behandeln Sie auch die Handgelenke.

Lungen

E. 16 Legen Sie die Handflächen auf die innere Wölbung jeder Brust.

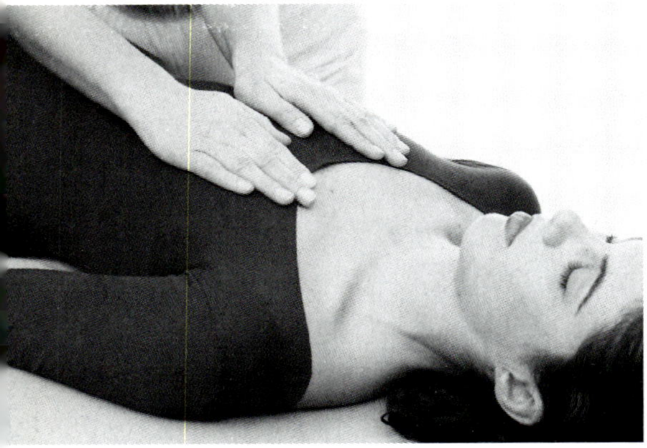

Mit dieser Position behandeln Sie: die Bronchien und die Lunge.

Anzuwenden bei: akuten und chronischen Lungenproblemen wie Bronchitis, Erkältung, Grippe, Lungenentzündung, Asthma.

E. 17 Legen Sie die Hände so zwischen die Schulterblätter, dass sie das Herz umschließen.

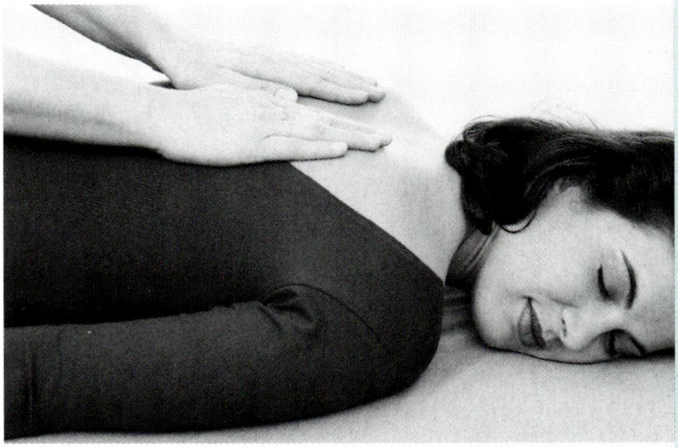

Mit dieser Position behandeln Sie: die Lunge und schicken Reiki direkt dort hinein.

Anzuwenden bei: allen Lungenproblemen.

Schock

E. 18 Legen Sie eine Hand auf den Solarplexus und die andere auf den Rücken über die Nebennieren. Die Hand auf dem Rücken liegt ungefähr eine Handbreit höher als die vordere Hand.

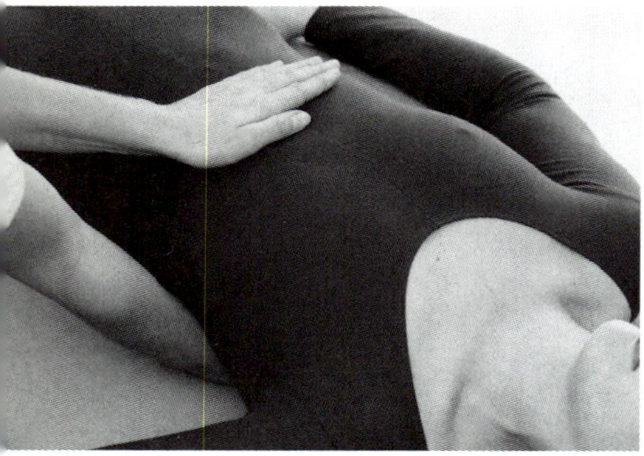

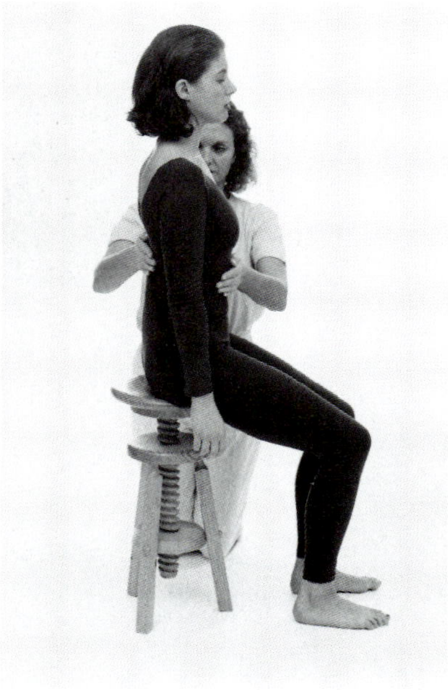

Mit dieser Position behandeln Sie: Emotionen und die Nebennieren.

Anzuwenden bei: Schock

Hinweis: Achten Sie darauf, dass die Person warm ist, und geben Sie – wenn vorhanden – Bach-Blüten-Notfalltropfen.

Fieber

E. 19 Legen Sie beide Hände auf den Bauch, die obere Hand bedeckt den Nabel.

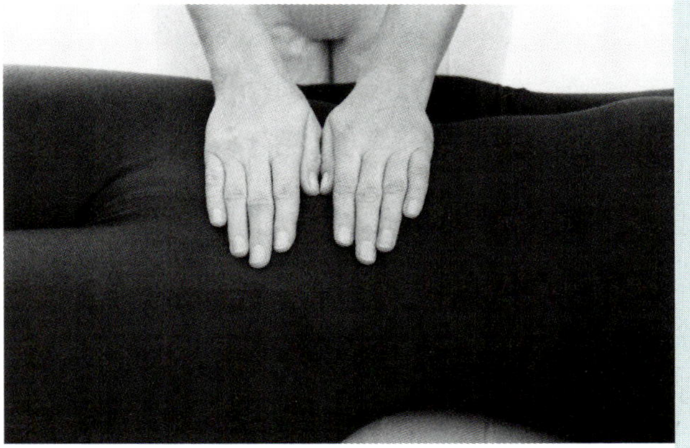

Mit dieser Position behandeln Sie: den Dünndarm, verschiedene Meridiane und Akupressurpunkte sowie andere Körpersysteme und -funktionen.

Anzuwenden bei: Fieber. Lassen Sie die Hände so lange wie möglich in dieser Position. Eine Stunde oder mehr ist nicht zu viel.

Hinweis: Sie können Fieber auch selbst behandeln. Legen Sie dazu Ihre Hände mehrere Stunden auf Ihren Bauch. Nach ein paar Stunden wird das Fieber seinen Höhepunkt erreichen und heruntergehen.

Beine

E. 20 Legen Sie die Hände über die Hüftgelenke.

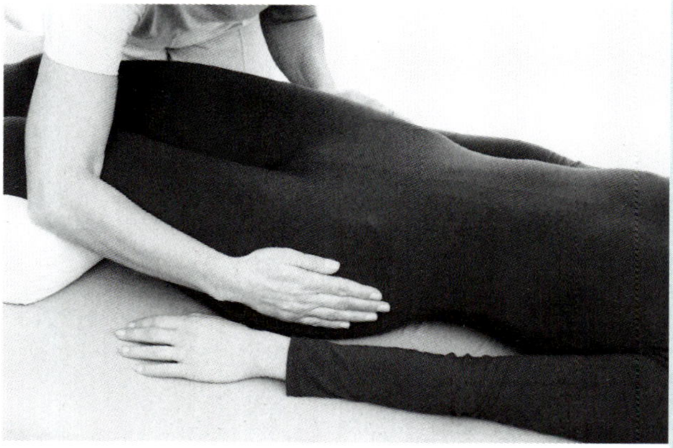

Mit dieser Position behandeln Sie: ein Nebenchakra im Hüftgelenk, welches Energie das ganze Bein hinunterschickt.

Anzuwenden bei: Schwangerschaft und allen Problemen mit den Beinen wie Krampfadern, Schmerzen, Schwellungen oder schlechter Durchblutung. Wenn Sie Schmerzen unterhalb der Knie spüren, behandeln Sie auch die Knie; wenn sie in den Füßen liegen, behandeln Sie auch die Knöchel.

Unterer Rücken und Schwangerschaft

E. 21 Legen Sie die Hände am unteren Rücken auf die Wirbelsäule.

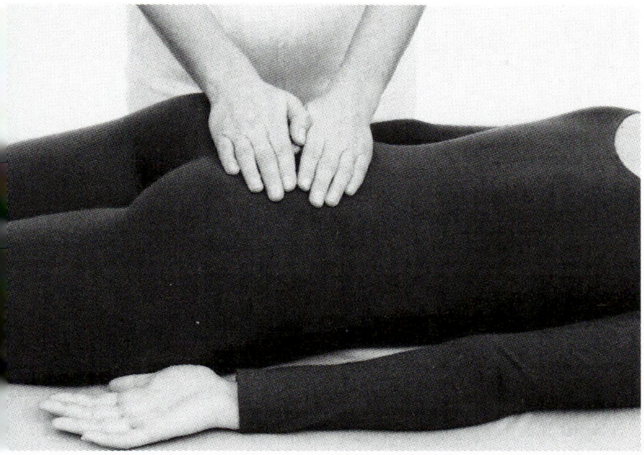

Mit dieser Position behandeln Sie: die Wirbelsäule, das Kreuzbein, Nerven und die Muskeln und Organe des Bauches.

Anzuwenden bei: Problemen mit dem unteren Rücken und Schwangerschaft.

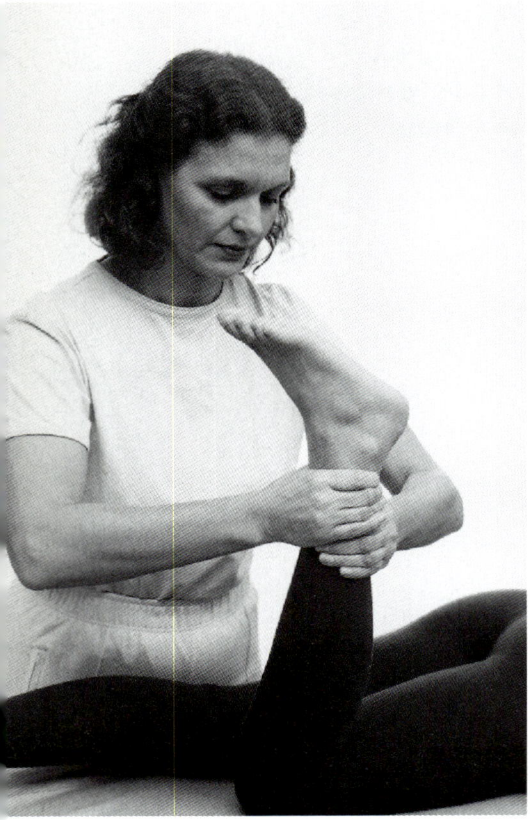

Lymphsystem

E. 22 Umfassen Sie ein Bein fest, aber sanft eben oberhalb des Knöchels und schütteln Sie den Fuß kräftig ein bis zwei Minuten lang.

Mit dieser Position behandeln und stimulieren Sie: das Lymphsystem.

Anzuwenden bei: Personen, die sich keine Bewegung verschaffen können.

Hinweis: Achten Sie bei zarten Personen darauf, nicht zu stark zu schütteln.

Ischiasnerv

E. 23 Legen Sie eine Hand in Taillenhöhe auf die Wirbelsäule.

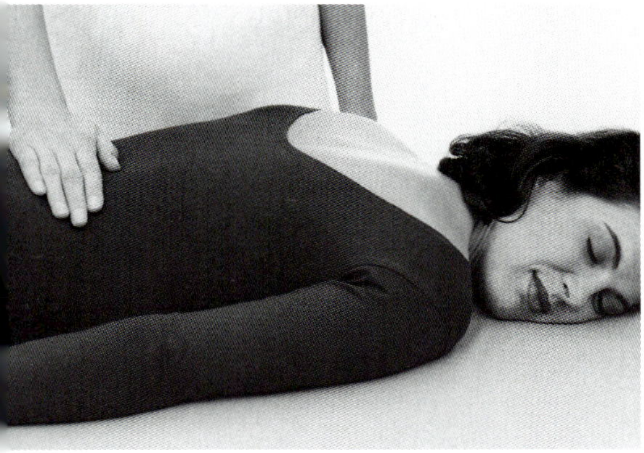

Mit dieser Position behandeln Sie: den Ischiasnerv (er setzt in Taillenhöhe zu beiden Seiten der Wirbelsäule an).

Anzuwenden bei: Entzündungen des Ischiasnervs.

E. 24 Legen Sie die Hände auf die Mitte der Gesäßhälften.

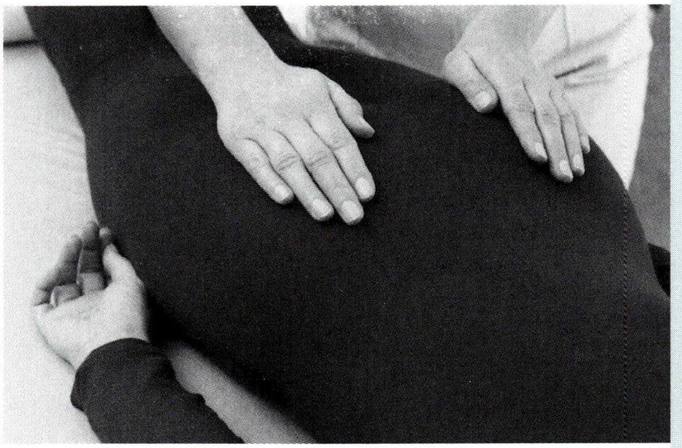

Mit dieser Position behandeln Sie: den Ischiasnerv (er läuft durch das Gesäß).

Anzuwenden bei: Problemen mit dem Ischiasnerv.

Hinweis: Behandeln Sie auch das betroffene Bein.

Die Behandlung einer chronischen Krankheit

So behandeln Sie eine chronische Krankheit

- → Beginnen Sie mit je einer Behandlung an vier aufeinander folgenden Tagen.
- → Führen Sie vor der ersten Behandlung ein kurzes Gespräch mit dem zu Behandelnden.
- → Erklären Sie, dass Reiki nicht Ihre Energie ist, sondern universelle Lebensenergie.
- → Sagen Sie dem zu Behandelnden, dass er eine Heilreaktion haben könnte, und erklären Sie, was das bedeutet.
- → Verschaffen Sie sich Hintergrundinformationen über die Krankheit der Person.
- → Fragen Sie, wann die Krankheit begonnen hat.
- → Fragen Sie, was im Leben des zu Behandelnden passiert ist, bevor die Krankheit auftrat.

Richtlinien für die Behandlung einer chronischen Krankheit

Behandeln Sie eine chronische Krankheit nach folgenden Richtlinien:

- → Mrs. Takata lehrte ihre Schüler, eine Behandlungsserie mit je einer Vollbehandlung an vier aufeinander folgenden Tagen zu beginnen. So wird schnell viel Energie aufgebaut, was dem Körper des Behandelten hilft, den Heilungsprozess kraftvoll in Gang zu setzen. Im Anschluss an diese vier Anfangsbehandlungen sollten so lange regelmäßig Vollbehandlungen gegeben werden, bis die Krankheit geheilt ist.
- → Ich beginne die erste Behandlung mit einem *kurzen* Gespräch über die körperlichen oder anderen Probleme der zu behandelnden Person. Das Gespräch halte ich kurz, da der zu Behandelnde bei mir ist, um eine Reiki-Behandlung zu erhalten, und ich nicht mehr Zeit als nötig mit Reden verbringen möchte.
- → Ich erkläre, dass Reiki nicht meine Energie ist, sondern uni-

verselle Lebensenergie und dass sein Körper die Energiemenge, die er aufnimmt, regulieren wird, indem er Reiki dem Bedarf einzelner Körperteile entsprechend durch meine Hände anzieht. Mir ist wichtig, dass der zu Behandelnde von Anfang an versteht, dass er an dem Heilungsprozess beteiligt ist.

→ Nachdem ich mir Hintergrundinformationen über die wesentlichen körperlichen Probleme verschafft habe, sage ich der zu behandelnden Person, dass möglicherweise eine Heilreaktion eintreten kann. Das bedeutet, dass sie sich für eine kurze Zeit schlechter fühlen könnte, bevor sie die Heilung spürt. Die meisten Menschen erfahren zwar keine Reaktion. Wenn sie aber eintritt, ist sie ein gutes Zeichen dafür, dass die Dinge in Gang kommen und die Heilung beginnt. Der Prozess der Entgiftung, der Anregung der Organe und Nerven, der Heilung entzündeter oder infizierter Bereiche, des Lösens von Blockaden und der Erhöhung ihres Energieniveaus hat dann eingesetzt. Ich lege kein besonderes Gewicht in diese Erklärung, da ich eine Reaktion nicht herausfordern möchte. Trotzdem ist es mir wichtig, dass der zu Behandelnde weiß, dass eine mögliche Reaktion gewöhnlich nicht länger als einige Stunden andauert und ein positives Zeichen ist.

Wenn jemand noch nie Reiki erhalten hat, kann es eine körperliche und / oder emotionale Reaktion während des Heilungsprozesses geben. Gewöhnlich tritt diese während der ersten vier Behandlungen auf. In beiden Fällen werden Giftstoffe vom Körper ausgeschieden, im ersten Fall körperliche, im zweiten Fall emotionale Toxine. Nach meinen Erfahrungen findet die körperliche Reaktion, wenn es eine gibt, zuerst statt – häufig nach der ersten Behandlung. Wenn der zu Behandelnde meditiert, sich von leichter Kost ernährt, Yoga oder andere spirituelle Praktiken ausübt, dann wird er klarer sein, und es tritt voraussichtlich erst nach der zweiten Behandlung eine Reaktion auf – wenn überhaupt. Darauf folgt manchmal nach der zweiten oder dritten Behandlung eine emotionale Reaktion.
Im Fall von lang andauernden und tief sitzenden Problemen kann eine körperliche und / oder emotionale Reaktion auch später stattfinden. Während Reiki sich stetig durch die Schichten von Krankheit und Disharmonie arbeitet, heilt und gleichzeitig die mentalen, emotionalen und körperlichen Gifte ausscheidet, erreicht es schließlich den

«Tiefpunkt». Zu diesem Zeitpunkt kann eine heftigere Reaktion einsetzen, bevor die endgültige Heilungsphase beginnt.

Eine meiner Schülerinnen behandelte ihre Mutter, die ihr Leben lang unter physischen Problemen und Depressionen gelitten hatte und zu dem Zeitpunkt ernstlich von einem chronischen Müdigkeitssyndrom, Erschöpfung, Depressionen und Augenproblemen geplagt wurde. Sie gab ihr zwei Wochen lang vier Behandlungen pro Woche, dann zwei Wochen lang zwei und anschließend acht Wochen lang eine pro Woche. Ihre Mutter begann sich nach den ersten vier Behandlungen schlechter zu fühlen. Nach zwei Monaten erreichte sie die Talsohle, alle ihre Symptome waren schlimmer als je zuvor. Ihre Tochter ermutigte sie und erklärte ihr, dass der Grund hierfür in dem Ausscheiden der ältesten und tiefsitzendsten Toxine läge. Kurz danach war die Mutter über den Berg und begann, sich besser zu fühlen. Nach einem weiteren Behandlungsmonat fühlte sie sich so gut wie nie zuvor. Als sie ihren Arzt aufsuchte, bestätigte dieser, dass sie vollkommen frei von Symptomen sei. Dieser Zustand hat sich seither gehalten.

→ Im weiteren Gespräch über die körperlichen Probleme stelle ich dem zu Behandelnden die erste von zwei sehr wichtigen Fragen: «Wann ist diese Krankheit zum ersten Mal aufgetreten?» Einige Probleme lassen sich bis zum vierten Lebensjahr oder noch weiter zurückverfolgen.

→ Dann stelle ich die zweite Frage: «Was ist davor in deinem Leben passiert?» Wenn das Problem im Alter von vier Jahren begann, frage ich: «Was geschah, als du drei Jahre alt warst?» Der Zweck meiner Fragestellungen ist, so schnell wie möglich in Kontakt mit der wahren Ursache dieser Krankheit zu kommen. Zu diesem frühen Zeitpunkt führe ich keine tief gehende Diskussion über die zugrunde liegende Ursache. Ich möchte lediglich ein Gefühl dafür bekommen, wie diese Person sich selbst und ihr Leben empfindet.

Wenn das Leben einem plötzlich ein unerwartetes Ereignis beschert, wie eine Kündigung oder einen Karriereknick, eine dramatische Veränderung in einer Beziehung, ein aufgezwungener und unerwarteter Umzug in eine andere Wohnung oder Stadt, eine Herabsetzung des Lebensstandards oder irgendein anderes erschütterndes unerwünschtes Ereignis, reagieren wir in der Regel mit starken negativen Gefühlen und leisten der Veränderung gegenüber hartnäckigen Widerstand. Diese oft starken negativen Emotionen können sich nicht nur gegen das Ereignis, sondern auch gegen die Menschen, die daran beteiligt waren, richten. Gewöhnlich ist man nach einer Weile bemüht, nicht mehr so viel an das Ereignis zu denken. Man beginnt, sich einzureden, über diese Dinge hinweggekommen zu sein, die Emotionen verarbeitet zu haben und zu glauben, dass jetzt alles wieder in Ordnung sei. In den meisten Fällen sind diese giftigen Emotionen jedoch nur unterdrückt, und ihre Energie steckt noch in den Organen, Muskeln, Geweben und Knochen des Körpers.

Der große amerikanische Seher Edgar Cayce, der ungefähr 25 000 diagnostische Readings gab, sagte wiederholt, dass die Energie einer negativen Emotion «wie Gift im Körper» und der eigentliche Grund für Krankheiten sei. Wer sich nicht bewusst mit diesen Emotionen auseinander setzt, ihre Stärke und Macht erkennt und die Entscheidung fällt, sie in Verständnis, Liebe und Vergebung umzuwandeln, den wird diese toxische Energie früher oder später krank machen. Präzise ausgedrückt: Krankheiten sind nicht verarbeitete Emotionen.

Die oben erwähnten zwei Fragen, die ich stelle, sind die ersten Schritte, um die zugrunde liegenden emotionalen Probleme zu identifizieren, die die Hauptursache für die Krankheit darstellen. Ich beginne keine lange Diskussion über das, was ich höre, und ich muss mir auch keine detaillierte Schilderung über das Ende einer Partnerschaft oder irgendeine andere traumatische Erfahrung anhören. Ich merke mir die wichtigsten Informationen, um ein besseres Verständnis dafür entwickeln zu können, was in dieser Person vorgeht.

Im Laufe einer Behandlung halte ich es manchmal auch für wichtig, den zu Behandelnden dafür zu sensibilisieren, dass das Leben ihn etwas zu lehren versucht und dass es klug wäre, darüber nachzudenken, was das sein könnte, und sich zu bemühen, aus gemachten Erfahrungen zu lernen. Es könnte sich bei Ersterem zum Beispiel um mehr Geduld, Verständnis, Toleranz, Flexibilität, Mut oder die Bereitschaft, Kontrolle aufzugeben, handeln. Was immer es ist, das Leben verläuft leichter, reibungsloser und gesünder, wenn eine bewusste Anstrengung unternommen wird, sich positiv zu ändern. Meine Erfahrung hat gezeigt, dass, wenn eine Person zu verstehen beginnt, was sie sich selbst angetan hat und dass ihre Krankheit nicht ihr Schicksal, sondern das direkte Ergebnis ihrer eigenen Gedanken und Gefühle ist, sie begreift, dass sie selbst über ihr Leben bestimmen kann. Sie kann beschließen, sich zu ändern oder so zu bleiben, wie sie ist. Wenn sie die Veränderung wählt, dann wird sie den Heilungsprozess schneller durchlaufen.

Im Kapitel «Die wahre Ursache einer Krankheit erkennen» werde ich einige Prinzipien darstellen, die auf außerordentlich einfache und sehr wirkungsvolle Weise helfen, die zugrunde liegenden emotionalen Probleme zu identifizieren, die die verborgene Ursache für eine Krankheit sind.

Für die Reiki-Praktizierenden, die sich während einer Behandlung nicht auf eine intellektuelle Analyse einlassen möchten, will ich Folgendes betonen: Die oben genannten Informationen sind zwar sehr wertvoll und nützlich, wenn man jemanden behandelt, sie sind aber nicht unbedingt erforderlich. Reiki wird automatisch heilen, was geheilt werden muss. Es wird die Person nach und nach durch ihren Heilungsprozess auf allen Ebenen, der körperlichen, mentalen, emotionalen und spirituellen, leiten. Ein intensives Anfangsgespräch würde den Heilungsprozess allerdings beschleunigen, da der zu Behandelnde diesen bewusst mitgestaltet.

Weitere Behandlungsformen

Weitere Behandlungsformen

- → Die Teilbehandlung
- → Die Selbstbehandlung
- → Die Selbstbehandlung vor dem Einschlafen
- → Die Schnellbehandlung

Im vorherigen Kapitel haben Sie erfahren, wie Sie einer Person, die an einer chronischen Krankheit leidet, über einen bestimmten Zeitraum regelmäßig Vollbehandlungen geben. Nun werden glücklicherweise nicht nur Menschen mit chronischen Krankheiten zu Ihnen kommen. Häufig sind es vorübergehende Symptome, wie z. B. eine Erkältung, Kopfschmerzen, eine schmerzende Stelle oder allgemeines Unwohlsein, die Freunde, Bekannte, Verwandte etc. veranlassen, Sie um eine Reiki-Behandlung zu bitten. Bei diesen Symptomen ist es vielleicht gar nicht möglich oder nicht erforderlich, eine Vollbehandlung zu geben. In solchen Fällen bieten sich die Teil- oder die Schnellbehandlung an, die Wunder wirken können.

Die Teilbehandlung

Sie kennen möglicherweise die Situation: Sie besuchen eine Freundin oder einen Freund, um ein Schwätzchen zu halten und einen Kaffee zusammen zu trinken, und Ihre Freundin oder Ihr Freund hat eine Erkältung oder irgendwo Schmerzen. Scheuen Sie sich nicht, die Problemzone zu behandeln, während Sie sich unterhalten. Reiki wird entsprechend den Bedürfnissen des Körpers fließen, und eine Behandlung von 15 bis 20 Minuten könnte die Erkältung oder die Schmerzen beseitigen. Wenn diese Person das Problem jedoch häufiger hat, so seien Sie sich bewusst, dass die Behandlung einzelner Bereiche den akuten Schmerz zwar kuriert, die tiefer liegende Ursache jedoch nicht geheilt wird. Mit anderen Worten, eine Teilbehandlung einzelner Bereiche kann etwas Akutes oder einen Aspekt einer chronischen Störung beseitigen, aber es bedarf über einen gewissen Zeitraum einer Vollbehandlung, um eine tief sitzende Störung zu heilen. Ein wunderbares Beispiel für die Kraft, die eine Teilbehandlung haben kann, zeigt folgende Geschichte, die eine meiner Schülerinnen erzählte: Als sie an einem Dienstag ihren Wagen in die Garage fahren wollte, lief plötzlich ihr fünfjähriger Sohn vor das Auto. Sie konnte nicht mehr bremsen und verletzte ihn an Bein und Fuß. Die Frau geriet in Panik, besaß aber noch genügend Geistesgegenwart, das Bein ihres Sohnes zu halten und ihm ungefähr 15 Minuten lang Reiki zu geben. Dabei schienen seine Schmerzen nachzulassen. Sie legte ihn ins Auto, um ihn zu einem Arzt zu bringen. Während der viertelstündigen Fahrt dorthin ließ sie eine Hand auf dem Bein des Jungen. Als sie vor der Praxis ankamen, ging es ihrem Sohn wieder gut. Er hatte keine blauen Flecken oder Schmerzen, und auch die Reifenabdrücke waren nicht mehr zu sehen. Um ihr zu beweisen, dass er gesund sei, hüpfte der Junge umher. Auch später traten die Schmerzen nicht wieder auf.

Die Selbstbehandlung

Sich selbst eine Behandlung zu geben hat genau die gleiche Wirkung, wie eine andere Person zu behandeln. Wenn Sie möchten, beginnen Sie Ihre Selbstbehandlung mit dem Ausstreichen Ihrer Aura, indem Sie mit Ihren Händen am

Körper entlang eine Abwärtsbewegung ausführen.
Legen Sie dann Ihre Hände in der für Sie bequemsten Art und Weise in denselben Positionen, wie in den vorherigen Kapiteln beschrieben, auf Ihren Körper. Die Bauchpositionen (siehe S. 37 ff.) sind ganz einfach an sich selbst auszuführen. Die T-Position auf der Brust (siehe S. 42) ist schwierig. Platzieren Sie deshalb Ihre Hände so, wie in der zweiten Position der Selbstbehandlung vor dem Einschlafen (siehe S. 90) dargestellt.

Auch die Kopf-Positionen sind problemlos auszuführen. Bei den Halspositionen bringen Sie einfach die Handballen vorne aneinander, sodass die Finger sich um die Seiten Ihres Halses legen. Der Rücken ist am schwierigsten selbst zu behandeln. Durch die Anstrengung, die das Halten der Positionen mit sich bringt, gelingt es einem selbst kaum, länger in einer zu verweilen. Warum ermuntern Sie nicht eine Freundin oder einen Freund, sich einmal pro Woche gegenseitig zu behandeln? Auf diese Weise erhält jeder eine wohltuende Reiki-Behandlung und kann auch eine komplette Rückenbehandlung genießen.

Die Selbstbehandlung vor dem Einschlafen

Dies ist eine hervorragende Behandlung, die Sie sich selbst vor dem Einschlafen – oder wann immer Sie möchten – geben können. Bleiben Sie 2 bis 5 Minuten in jeder Position. Sollten Sie mittendrin einschlafen, beenden Sie die Behandlung am nächsten Morgen. Obwohl Sie sich die «Selbstbehandlung vor dem Einschlafen» auch zu einer beliebig anderen Tageszeit geben können, eignet sie sich vor dem Einschlafen besonders, da sie eine Harmonisierung der meisten Chakren bewirkt und Geist und Seele beruhigt.

Die Handpositionen
Bedecken Sie mit Ihren Handflächen Ihre Augen. Ihre Finger liegen auf Ihrer Stirn.

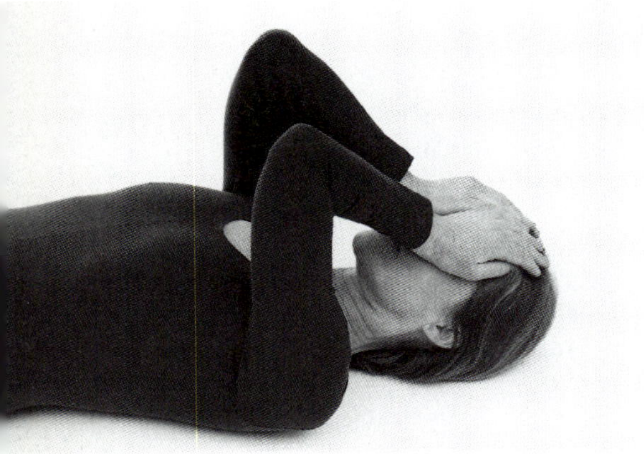

Mit dieser Position behandeln Sie: das Stirn-Chakra, die Hypophyse (Hirnanhangdrüse), Augen und Nebenhöhlen.

Sie können Ihre Finger auch so über die Augen legen, dass Ihre Handflächen Ihre Wangen und das Kinn bedecken.

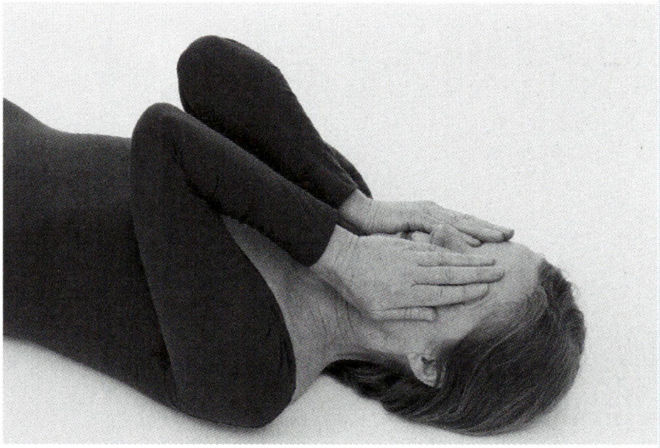

Mit dieser Position behandeln Sie: die Augen, die Nebenhöhlen, Zähne und Kiefer.

Legen Sie eine Hand auf Ihr Herz, die andere Hand auf Ihr Brustbein.

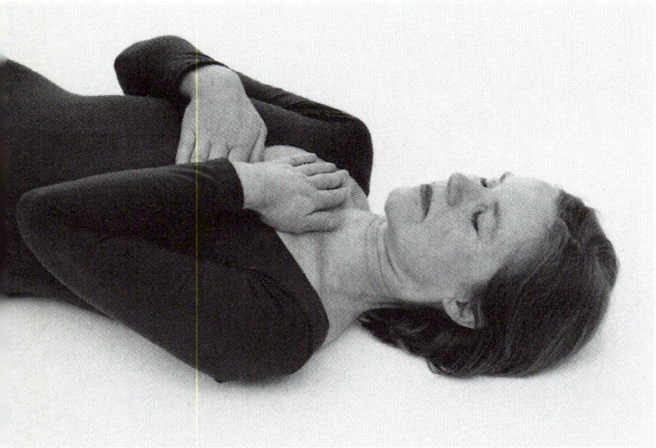

Mit dieser Position behandeln Sie: die Thymusdrüse und das Herz. Sie kurbeln das Immunsystem an und empfinden Wärme und Liebe.

Legen Sie eine Hand zwischen die unteren Rippenbogen auf den Solarplexus und die andere Hand auf den Bauchnabel.

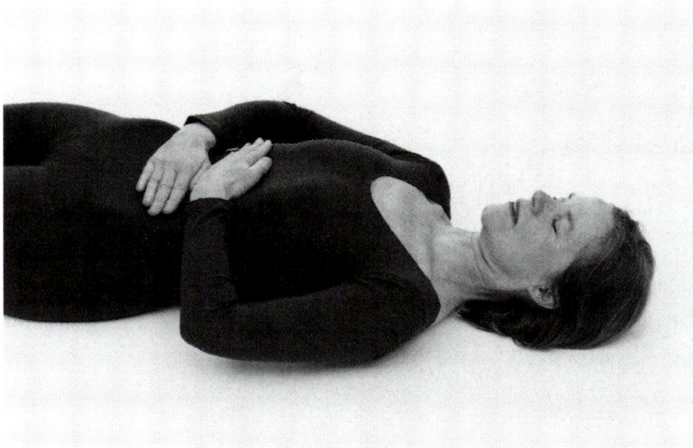

Diese Position beruhigt und zentriert zugleich und gibt Ihnen einen Energieschub.

Legen Sie Ihre Hände in einer V-Position auf den unteren Bauch.

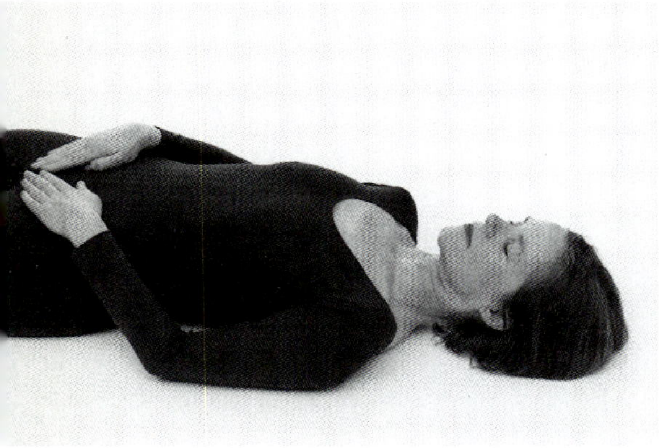

Mit dieser Position behandeln Sie: die Fortpflanzungsorgane, die Blase, den Harnleiter, Dünn- und Dickdarm und den Blinddarm.

Die Schnellbehandlung

Diese Behandlung wurde mir von der Reiki-Meisterin Patricia Ewing gezeigt. Ob sie von ihr stammt, weiß ich nicht. Die Schnellbehandlung ist eine ausgezeichnete Möglichkeit, wenn Sie eine Reiki-Behandlung geben möchten, eine Vollbehandlung jedoch nicht möglich ist.

Statt die Person zu berühren, können Sie in jeder dieser Positionen die Hände auch ein wenig vom Körper entfernt halten (siehe die Position «Unterer Bauch und Steißbein», S. 101). Die Energie überwindet den Zwischenraum und dringt in den Körper ein, die Wirkung ist die gleiche.

Die Handpositionen

Beginnen Sie damit, die Aura der zu Behandelnden um Kopf und Schultern herum nach unten hin zu glätten.

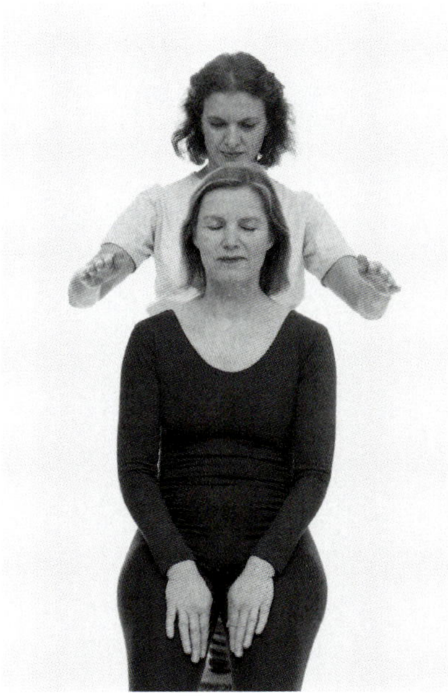

Legen Sie die Hände auf die Mitte jeder Schulter.
Diese Position fördert die Wärme und Energie des Körpers, hilft bei Schock und behandelt Verspannungen in den Schultern, Armen und im unteren Rücken.

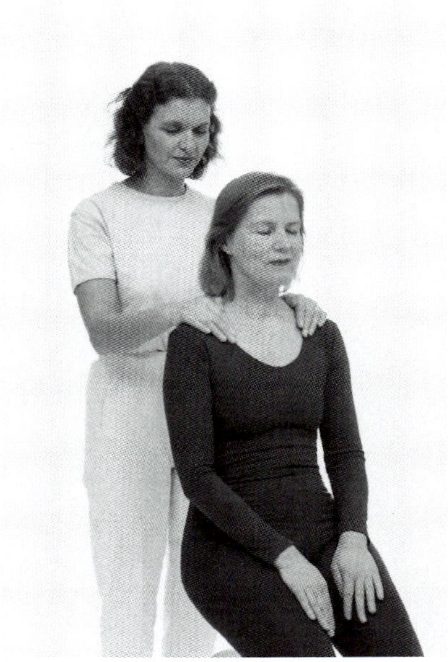

Legen Sie Ihre Hände oben auf den Kopf.
Diese Position wirkt harmonisierend und verbessert die Gehirnfunktion.

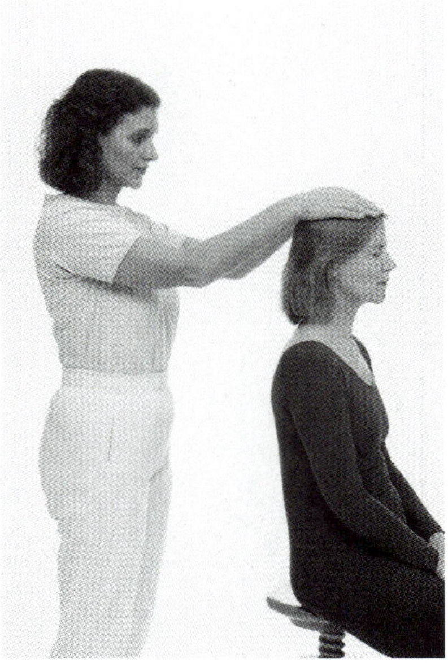

Mit dieser Position behandeln Sie: Druckkopfschmerzen, Magenkrämpfe, Verdauungsstörungen, den Darm, Ödeme und Schwindel.

Legen Sie eine Handfläche auf die Stirnmitte und die andere Handfläche über die Medulla (die u-förmige weiche Stelle am oberen Ende der Wirbelsäule).

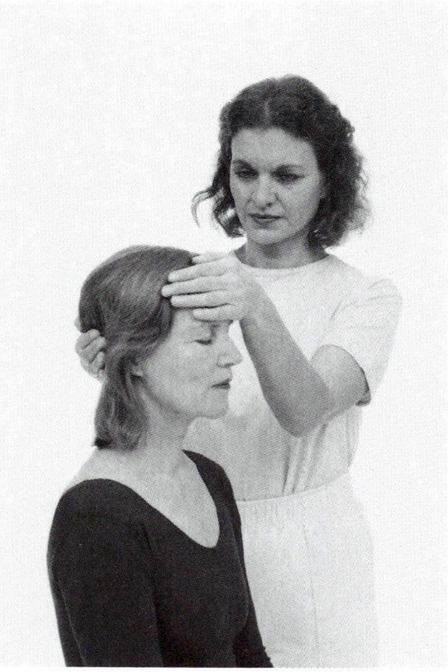

Mit dieser Position behandeln Sie: die Hypophyse, die Zwirbeldrüse, Kopfschmerzen, Nasenbluten, Erkältungen und Grippe. Sie harmonisieren die Energie zwischen Stirn-Chakra und Medulla.

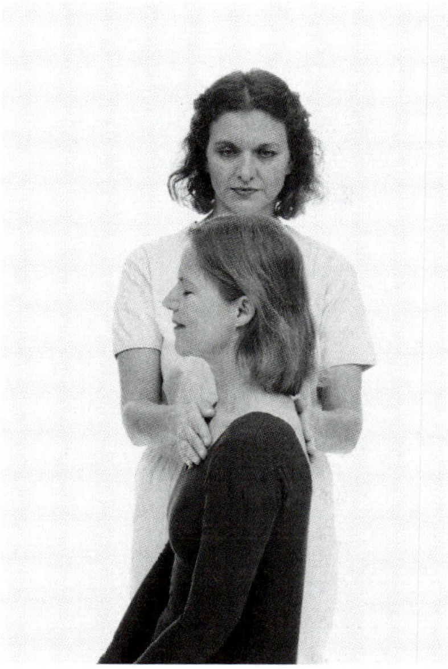

Legen Sie eine Hand auf die Thymusdrüse genau oberhalb des Herzens und die andere gegenüber auf den Rücken.

Mit dieser Position behandeln Sie: das Immunsystem, die Lungen, eine Lungenentzündung, den unteren Rücken, Kopfschmerzen, Erkältungen und Husten, PMS-Beschwerden und Knochenprobleme.

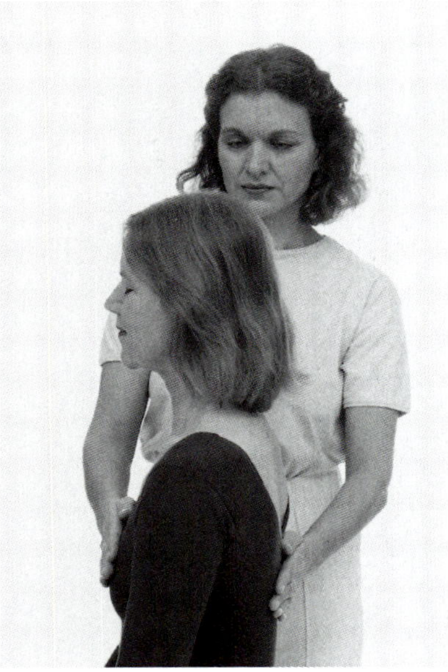

Legen Sie eine Hand über das Herz und die andere ein bisschen tiefer gegenüber auf den Rücken. (So decken Sie die Nebennieren ab.)

Mit dieser Position behandeln Sie: das Herz, die Nebennieren, die Gallenblase, die Bauchspeicheldrüse, Allergien, Asthma, Husten, Schlaflosigkeit, Ängste und Nervosität.

Legen Sie eine Hand auf den Solarplexus (Sonnengeflecht) und die andere gegenüber – eben oberhalb der Taille – auf den Rücken, über die Nieren.

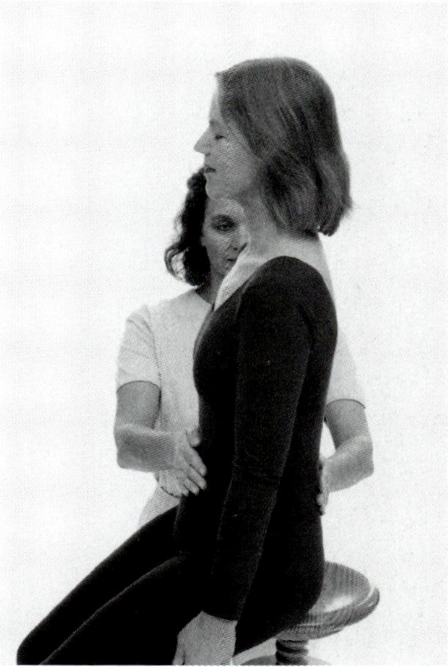

Mit dieser Position behandeln Sie: die Nebennieren, die Nieren, die Ischiasnerven, die Bauchspeicheldrüse, die Milz, Blähungen, Übelkeit und Ödeme. Diese Position wirkt beruhigend.

Legen Sie eine Hand auf den Nabel und die andere gegenüber auf den Rücken.

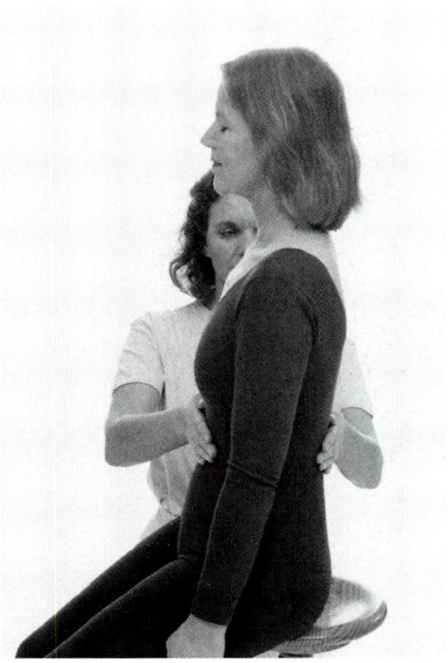

Mit dieser Position behandeln Sie: Verstopfungen, Herzrasen, den Insulinspiegel, Inkontinenz, Ödeme und Schock. Die Position fördert die Aufnahme von Nährstoffen und die Verdauung und erhöht die Energie.

Legen Sie eine Hand auf den unteren Bauch im Bereich der Fortpflanzungsorgane und der Blase und die andere gegenüber auf das untere Ende der Wirbelsäule.

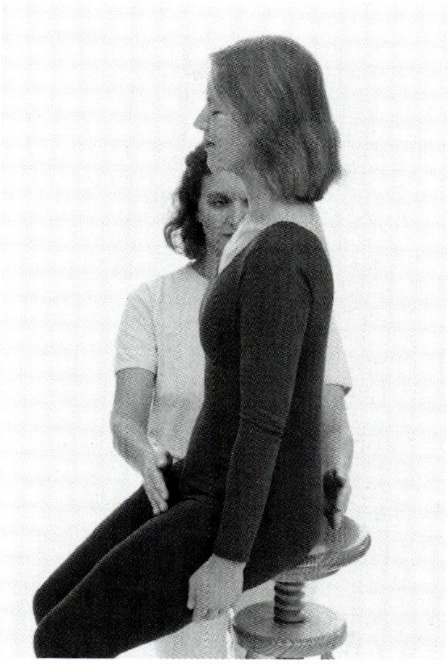

Mit dieser Position behandeln Sie: die Lymphe des unteren Bauches, Verstopfung, Schlaflosigkeit, Menstruationsbeschwerden, die Fortpflanzungsorgane, die Prostata, die Blase und die Durchblutung.

Streichen Sie die Aura aus. Richten Sie dann Ihre Fingerspitzen auf das Ende der Wirbelsäule und bewegen Sie die Hand gerade die Wirbelsäule hinauf bis über den Kopf der zu Behandelnden.
Dies stärkt den Körper.

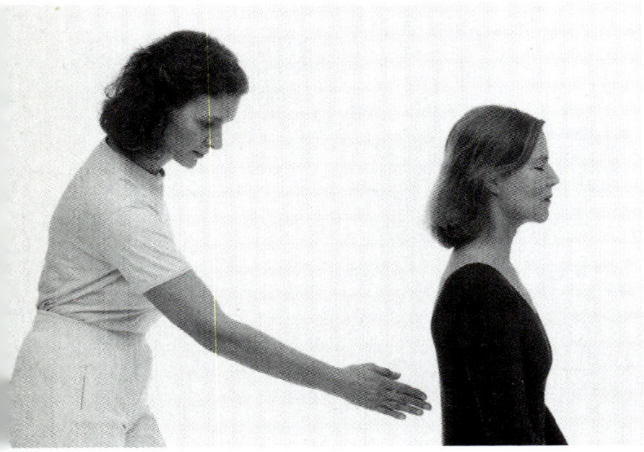

Was Ihre Hände Ihnen erzählen

Wie Sie Energien am Körper einer Person empfinden können

- → Eiskalt
- → Sehr kalt
- → Kalt
- → Kühl
- → Sehr heiß
- → Heiß
- → Warm
- → Normal

Konzentrieren Sie Ihre Aufmerksamkeit auf Ihre Hände, wenn Sie eine Reiki-Behandlung geben. Sie werden Ihnen viele Informationen über das Befinden der Person geben, mit der Sie arbeiten. Diese Person mag Ihnen die Diagnose des Arztes und auch eine Menge Hintergrundinformationen mitgeteilt haben, Sie werden jedoch feststellen, dass Ihre Hände Ihnen noch mehr sagen. Während Ihrer Behandlungen werden Sie entdecken, dass sich das Symptom (Schmerz, Unbehagen, Funktionsstörung usw.) häufig nicht an der Stelle zeigt, wo das wirkliche Problem liegt.

Wir können unseren Körper nicht in derselben Weise wie unser Auto betrachten, das z. B. einen Defekt an einer bestimmten Stelle hat und das wir wieder funktionstüchtig machen, indem wir das defekte Teil reparieren. Der Körper ist ein komplexes ineinander greifendes System und jeder Teil des Körpers ein wesentlicher Bestandteil des Ganzen. Wenn ein Teil nicht mehr richtig funktioniert, werden unausweichlich auch andere Bereiche beeinträchtigt. Zum Beispiel können sowohl Herzklopfen als auch ein gestörter Menstruationszyklus die Folge einer Schilddrüsenfunktionsstörung sein, und es reicht nicht aus, die Fortpflanzungsorgane oder das Herz zu behandeln, um das zugrunde liegende Problem zu beseitigen. Aus diesem Grund muss jedes chronische Problem durch Reiki-Vollbehandlungen über einen Zeitraum behandelt werden.

Die Energie des Körpers und die des Reiki

Wenn Sie Reiki geben, werden Ihre Hände gleichzeitig zwei deutlich unterscheidbare Energien fühlen. Üblicherweise wird mir zuerst die Energie im Körper der behandelten Person bewusst, und dann fühle ich, wie Reiki entsprechend den Bedürfnissen dieses Körperteils durch meine Hände fließt. Diese beiden

Energien, die Energie des Körpers und das Reiki, sind klar zu spüren und leicht auseinander zu halten. Die Energie im Körper des Behandelten werden Sie normalerweise als *Temperatur* wahrnehmen, sie scheint heiß, warm, kühl usw. zu sein. Die Energie in Ihren Händen können Sie als Kribbeln, Wärme oder anders empfinden. Im Allgemeinen erlebe ich die Energie in meinen Händen eher als *Intensität* denn als Temperatur, obwohl sich meine Hände manchmal unglaublich heiß anfühlen, wenn viel Reiki durch sie hindurchfließt.

Bei den zu Behandelnden werden Sie Temperaturen einer Skala von eiskalt bis sehr kalt, kalt, kühl, sehr heiß, heiß, warm und normal wahrnehmen können. Überraschenderweise fühlt sich eine Stelle, die sehr kalt, kalt oder kühl war, sehr heiß oder heiß an, nachdem sie Reiki bekommen hat, und wenn dieser Bereich des Körpers zusätzlich behandelt wird, wird die Energie dort weiter die Temperaturskala durchlaufen bis zu warm und normal. Ist die Temperatur normal, werden Sie spüren, dass nicht mehr viel Energie von diesem bestimmten Körperbereich angezogen wird.

Die kalte Energie im Körper

Als ich begann, Reiki zu praktizieren, lernte ich schnell, den körperlichen Zustand einer Person durch die Empfindungen in meinen Händen zu interpretieren, aber gelegentlich war ich auch verwirrt. Ich fühlte kühle oder kalte Energie im Körper und wusste nicht, was es bedeutete. Allmählich begann ich zu verstehen, dass *kalte* Energie *alte* Energie ist. Wenn Sie kalte Energie in einem Körperbereich empfinden, zeigt dies, dass diese Person oder dieser Körperteil vor langer Zeit ein Trauma erlitten hat. Dieses Trauma besteht häufig sowohl physisch als auch emotional. Der Ursprung für einen eiskalten Fleck liegt meist einige Jahre in der Vergangenheit, es können aber auch leicht sieben, vierzehn, einundzwanzig oder mehr Jahre sein. Kühle oder kalte Energie können Sie in Bereichen finden, wo jemand vor langer Zeit operiert wurde, sich vielleicht ein Tumor entwickelt hat oder eine Schwäche in diesem Körperteil besteht.
Wenn Sie eine Person behandeln, der man kürzlich oder auch vor einigen Monaten z. B. die Gallenblase entfernt hat, dann wird sich der Operationsbereich sehr heiß anfühlen und viel Reiki aufnehmen. Kühl oder kalt wird er nicht sein. Wenn jedoch jemandem vor einundzwanzig Jahren der Blinddarm herausgenommen wurde oder er

vor sieben Jahren ein Zwölffingerdarmgeschwür hatte, dann könnten Sie das Gefühl haben, dass Ihre Hände auf einem Eisstück liegen. Das ist so, weil es sich um den Bereich einer alten Wunde handelt, sowohl körperlich wie auch emotional. Letzteres, da eine Operation meist mit starken emotionalen Belastungen verbunden ist. Und obwohl viele Menschen denken, dass sie nach einem derartigen Eingriff vollkommen geheilt sind, wird Ihnen das Gefühl von Kälte oder Kühle sagen, dass die Heilung noch nicht ganz abgeschlossen ist. So fühle ich gelegentlich eine kühle oder kalte Stelle im Kopf einer Person. Wenn ich dann nach der Behandlung frage, ob sie jemals auf den Kopf gefallen ist oder einen Schlag darauf erhalten hat, vielleicht als sie klein war, dann erinnert sie sich häufig an ein solches Erlebnis. Auf weiteres Nachfragen stellt sich dann heraus, dass diese Erfahrung sehr schmerzhaft als Kind war. Natürlich stoßen sich alle Kinder ab und zu mal den Kopf, nur selten ist dies von Bedeutung oder lang andauernder Wirkung. Wenn sich jedoch durch eine solche Erfahrung ein kalter oder kühler Fleck in der Energie des Kopfes bildet, dann war es vermutlich ein ziemlich heftiger Stoß oder Schlag, und die Umstände waren emotional traumatisch. Vielleicht wurde der Schlag mit Absicht von jemandem geführt, und die Gefühle von Verletzung und Ungerechtigkeit werden immer noch im Gewebe des Körpers festgehalten.
Eine eiskalte oder kalte Stelle in einem Körper bedeutet, dass diesem Gewebe die Lebenskraft fehlt – so, als ob es sich in der Tiefkühltruhe befände. Indem man dieser Stelle fünf oder zehn Minuten Reiki gibt, wird die dort festgehaltene Energie schnell zu fließen beginnen. Ich merke mir, wo ich die kalte Energie gefühlt habe, und gebe dann während der folgenden Behandlungen dort zusätzlich Reiki hinein, bis die Energie die Temperaturskala durchlaufen hat und normal ist. Meiner Meinung nach lösen einige zusätzliche Minuten Reiki bei zwei oder drei Behandlungen im Allgemeinen das physisch-emotionale Trauma auf und versetzen den Körper wieder in einen gesunden, voll funktionierenden Zustand.

Hierbei fällt mir ein Erlebnis ein, das ich hatte: Vor einigen Jahren behandelte ich einen Mann, der gerade zwölf Jahre im Gefängnis verbracht hatte. Er war verzweifelt, als ich ihn das erste Mal sah, psychisch am Ende und selbstmordgefährdet. Ich spürte kühle Stellen in seinen Nebennieren, Nieren und der oberen Wirbelsäule sowie Bereiche in seinem Kopf, die so kalt waren, dass ich das Gefühl hatte, meine Hände würden auf Eiswürfeln liegen. Aufgrund seines derzeit emotionalen Traumas fragte ich ihn nicht nach der möglichen Ursache für diese kalten Stellen, ich gab einfach zusätzlich Reiki in diese Bereiche, besonders in seinen Kopf. Das Ergebnis der Reiki-Behandlung war beeindruckend. Als er nach zwei oder drei Tagen wieder zu mir kam, war er wie verwandelt. Seine Augen glänzten, er lächelte von einem Ohr zum anderen und fühlte sich vollkommen verändert. Seine intensive Angst, emotional und spirituell zu zerbrechen, war vergangen, physisch hatte die Spannung seinen Körper verlassen, und er fühlte sich so leicht und glücklich wie schon seit Jahren nicht mehr. Die kalten Stellen in seinem Kopf hatten sich von eiskalt in kalt gewandelt und wurden mit den folgenden Behandlungen normal. Und in dem Maße, wie sein Körper, Geist und seine Gefühle nach und nach heilten, konnte er damit beginnen, das Trauma seiner Vergangenheit hinter sich zu lassen.

Unterschiedliche Empfindungen

In Bezug auf kalte Energie ist mir aufgefallen, dass ich oft dort kalte Energie fühle, wo die behandelte Person den Bereich als sehr heiß empfindet. Manchmal ist es jedoch auch umgekehrt, ich fühle Hitze, und die andere Person empfindet Kühle oder Kälte. Ich weiß nicht, warum das so ist, wenn aber einer von Ihnen Kälte fühlt, sollte nach der Behandlung darüber gesprochen werden. Manchmal ist es schwierig zu unterscheiden, ob man kalte Energie oder einen kalten Körper spürt. In diesem Falle gibt man ein paar Minuten Reiki, und wenn es sich dann ein bisschen wärmer anfühlt, war es vermutlich ein kalter Körper.

Richtlinien für Reiki-Praktizierende

Halten Sie sich als Reiki-Gebende an folgende Richtlinien

- → Ihre oberste Verantwortung ist, selbst gesund zu bleiben.
- → Beginnen Sie eine Behandlungsserie, indem Sie vier Tage lang je eine Behandlung geben.
- → Geben Sie eine Vollbehandlung und widmen Sie den betroffenen Bereichen zusätzliche Zeit.
- → Bieten Sie Reiki an, aber überreden Sie niemanden dazu.
- → Beginnen Sie langsam mit der Behandlung bei Menschen, die sich in einem «heiklen» Zustand befinden wie alte Menschen, Hochschwangere, Menschen mit Herzleiden und schwer kranke Menschen.
- → Was immer auch geschieht, es muss geschehen.
- → Es dauert so lange, wie es dauert.

Ihre oberste Verantwortung ist, selbst gesund zu bleiben

Als ich begann, Reiki zu praktizieren, war ich von Gedanken selbstlosen Dienens erfüllt. Gewappnet mit der unglaublichen Heilenergie von Reiki, war ich bereit, auszuziehen und die Welt zu heilen. Meine Konzentration richtete sich auf das Heilen anderer, und ich machte mir – wenn überhaupt – wenig Gedanken über meine eigenen Bedürfnisse. Im Großen und Ganzen stand mein eigener Körper am Ende meiner Prioritätenliste.

Mittlerweile sehe ich das ganz anders. Ich habe vor langer Zeit erkannt, dass ich meine Aufgabe, anderen zu helfen, viel besser erfüllen kann, wenn ich meinen Körper bei guter Gesundheit halte. Dazu nutze ich alle mir zur Verfügung stehenden Reiki-I- und Reiki-II-Techniken. Wenn ich lange Zeit auf Reisen bin, um Reiki-Kurse zu geben, dann wende ich die Mental-Behandlung (siehe S. 155 f.) an. So gelingt es mir, genügend Schlaf zu bekommen und den Jetlag zu überwinden. Ich nutze sie auch, um sicherzustellen, dass ich wach, energiegeladen und enthusiastisch bin, wenn ich Kurse gebe. Mir selbst gebe ich Reiki durch Handauflegen, wann immer ich im Auto, in der Bahn oder im Flugzeug sitze, und wenn erforderlich, gebe ich mir selbst eine Fernheilung, konzentriert auf die speziellen Bedürfnisse meines Körpers.

Beginnen Sie mit je einer Behandlung an vier aufeinander folgenden Tagen

Wenn Sie jemanden mit einem chronischen Problem behandeln wollen, sollten Sie – und so lehrte es Mrs. Takata – an vier aufeinander folgenden Tagen je eine Reiki-Vollbehandlung auf der Vorderseite des Körpers, dem Kopf und dem Rücken geben. Auf diese Weise baut Reiki sich auf und bringt den Heilungsprozess kraftvoll in Gang. Für diese ersten vier Sitzungen ist die Direktbehandlung durch Handauflegen vorzuziehen, da der persönliche Kontakt eine tief greifende emotionale und psychologische Wirkung hat.

Wenn es schwierig ist, Behandlungen an vier aufeinander folgenden Tagen zu organisieren, könnten Sie einen Reiki-Freund oder eine -Freundin bitten, eine oder zwei der Behandlungen zu übernehmen. Sollten Sie den Zweiten Grad haben, könnten Sie auch einige Direkt- und einige Fernbehandlungen geben. Bemühen Sie sich in allen Fällen um einen möglichst optimalen Behandlungsverlauf. Auch wenn der anfängliche Energieaufbau bei einem anderen Behandlungsrhythmus nicht so schnell stattfinden kann und der Heilungsprozess weniger beschleunigt wird, wird der Körper auf lange Sicht den gleichen Prozess durchlaufen.

Nach den vier aufeinander folgenden Behandlungen fahren Sie damit fort, die Person regelmäßig so oft wie möglich – oder so oft, wie es nötig scheint – zu behandeln. Das kann eine Zeit lang dreimal die Woche sein, dann zweimal und dann einmal pro Woche. Die Anzahl und Häufigkeit der Behandlungen wird überwiegend durch die Ihnen und dem Behandelten zur Verfügung stehende Zeit bestimmt. Zeitweise war ich frustriert, weil ich nicht in der Lage war, mit den vier Behandlungen anzufangen oder so häufig fortzufahren, wie ich es mir gewünscht hätte. Im Nachhinein stellte sich jedoch heraus, dass dies für die betreffende Person sogar von Vorteil war. Manchmal kann es sinnvoller sein, den Heilungsprozess langsamer zu durchlaufen (z. B. durch eine Behandlung pro Woche), als eine schnellere, dramatischere Erfahrung zu machen; zumal am Ende das gleiche Ergebnis erzielt wird.

Ich kenne einige Reiki-Praktizierende, denen man gesagt hatte, dass es wünschenswert oder notwendig sei, nicht vier, sondern einundzwanzig aufeinander folgende Behandlungen zu geben, wenn man ein chronisches Problem zu behandeln hat. Mrs. Takata hat dies nicht gelehrt. Obwohl sie selbst manchmal zu einer schwer kranken Person zog, um dieser zwei Direktbehandlungen pro Tag zu geben, die Ernährung zu überwachen, die Familie Reiki zu lehren, sodass diese nach ihrem Fortgehen mit den Behandlungen weitermachen konnte, und dort so lange blieb, bis sich die erkrankte Person auf dem Weg der Besserung befand, hat sie ihren Schülern nicht mehr als vier aufeinander folgende Anfangsbehandlungen angeraten. Die Fälle, in denen sie selbst davon abwich, waren besondere Situationen, in denen sie die Person durch ihren Heilungsprozess begleitete. Einundzwanzig aufeinander folgende Behandlungen können für eine kranke ebenso wie für eine gesunde Person eine transformierende Erfahrung darstellen, da die Reiki-Energie äußerst kraftvoll ist. Sie entfernt Gifte aus dem Körper, beseitigt Blockaden, korrigiert Energieströme und bewirkt viele andere Dinge. Wenn einundzwanzig Behandlungen nacheinander gegeben werden, wird die behandelte Person eine Transformation auf allen Ebenen erfahren. Das bedeutet nicht nur, dass sie geistig, emotional und körperlich einschneidende Veränderungen durchmacht, sondern dass sich höchstwahrscheinlich auch ihr Leben ändert.

Wie im Kapitel «Die wahre Ursache einer Krankheit erkennen» erläutert wird, sind die eigentliche Ursache für Krankheiten geistige und emotionale Gifte, hervorgerufen durch negative Gedanken und Gefühle, die wir auf uns selbst und andere projiziert haben, durch den Unwillen, zu lieben und zu vergeben, sowie durch unharmonische Energieströme, die häufig durch gestörte Beziehungen zu anderen verursacht wurden. Damit wahre Heilung stattfinden kann, muss der Leidende nicht nur körperlich, sondern auch in all diesen Bereichen geheilt werden. Reiki wirkt automatisch auf allen Stufen. Emotionale und mentale Gifte werden deutlich erhellt und an die Oberfläche gebracht, damit sie vom System ausgeschieden werden können. Das Ergebnis können Veränderungen im Charakter und Leben einer Person sein.

Bei einer chronisch kranken und geschwächten Person könnte daher das Ergebnis von einundzwanzig aufeinander folgenden Behandlungen überwältigend sein. In diesen Fällen ist es wichtig, dass die kranke Person Hilfe und Unterstützung

dabei erhält, den Prozess körperlicher, geistiger und seelischer Heilung zu vollziehen und ihr Leben neu zu ordnen.
Jede Person sollte daher ihrer Situation entsprechend behandelt werden, und mein Rat lautet immer: Folgen Sie stets Ihrer Intuition oder beobachten Sie einfach, was passiert. Wenn Sie versuchen, vier oder mehr aufeinander folgende Behandlungen zu geben, und es einfach nicht klappen will, dann entspannen Sie sich und machen Sie sich klar, dass alles so läuft, wie es sollte. Erinnern Sie sich, dass wir nur Instrumente sind. Die Energie ist nicht die unsere, die Heilung wird durch das Reiki vollzogen und durch die Person, die es erhält. Es gibt viele erhabene Wesen auf einer höheren Ebene, die mit und durch uns arbeiten. Wenn wir geistig um Hilfe bitten, werden sie uns immer in die richtige Richtung leiten, und dann werden sich die Ereignisse im Hinblick auf Zeitablauf und Heilungsprozess optimal entwickeln.

Geben Sie eine Vollbehandlung und widmen Sie den betroffenen Bereichen zusätzliche Zeit

Wenn Sie eine Person behandeln, insbesondere wenn Sie eine Serie von Behandlungen geben, dann werden Ihre Hände Ihnen wie eine Landkarte das, was im Körper passiert, übermitteln. Sie werden Bereiche entdecken, die Hilfe brauchen, deren sich die Person nicht bewusst war, und oft herausfinden, dass die Quelle eines körperlichen Problems nicht dort liegt, wo sich das Symptom zeigt. Diese Entdeckungen führen dazu, dass Sie mehr Zeit in einigen Bereichen verbringen müssen. Üblicherweise dauert eine Reiki-Behandlung ein bis eineinhalb Stunden. Vielleicht möchten Sie statt der üblichen drei bis fünf Minuten (siehe Kapitel «Die Reiki-Vollbehandlung») zehn Minuten über einem nicht gut funktionierenden Organ oder Körperteil bleiben. Wenn die Zeit es erlaubt, können Sie länger an Bereichen arbeiten, die ernsthaft Heilung benötigen. Zeit und Umstände werden Ihnen zeigen, was Sie tun sollen. Behandeln Sie aber bei einer chronischen Krankheit *immer* den ganzen Körper.

Bieten Sie Reiki an, aber überreden Sie niemanden dazu

Ich gebe meinen Schülern diesen Rat, wohl wissend, dass sie ihn meistens ignorieren und Lehrgeld zahlen werden. Wer gerade die Reiki-Einweihungen bekommen hat, ist meist so begeistert und aufgeregt, dass er nach Hause stürzt und seine besten Freunde und all seine Lieben heilen will. Unglücklicherweise kannten diese Menschen Sie, bevor Sie ein großer Heiler waren, und sie sind oft nicht darauf erpicht, sich beeindrucken zu lassen. Wenn Ihre Familie offen und gewillt ist, nur zu – geben Sie ihr Reiki und genießen Sie es. Wenn es jedoch Widerstand oder Zurückhaltung von ihrer Seite gibt, dann lautet mein Rat: Bieten Sie Reiki an und warten Sie so lange wie nötig, bis derjenige bereit ist, es ohne Überredung zu akzeptieren.

Beginnen Sie langsam bei Menschen, die sich in einem labilen Zustand befinden

Diejenigen, die ich in die Kategorie «labil» einreihe, sind alte Menschen, Hochschwangere, Menschen mit Herzleiden und Schwerkranke. All diesen Personen ist gemeinsam, dass sie emotional verletzlich sind. Wenn Sie ihnen nun eine große schöne Reiki-Behandlung geben und es erfolgt eine Heilreaktion, dann könnten sie durch diese Reaktion beunruhigt sein. Manche Menschen verstehen nicht richtig, wie natürliche Heilung funktioniert. Und selbst wenn Sie ihnen vor der ersten Behandlung erklären, dass sie eine Reaktion haben könnten, ruft eine Heilungsphase große Verunsicherung hervor. In solchen Fällen empfehle ich Folgendes: Anstatt mit einer Vollbehandlung zu beginnen, ist es oft besser, eine kurze Behandlung zu geben, gefolgt von einer ein wenig längeren nach vielleicht ein oder zwei Tagen. Auf diese Weise wird die Person sanft an die Energie gewöhnt. Wenn es zu einem späteren Zeitpunkt zu einer leichten Reaktion kommt, dann wird sie sich inzwischen mit der Energie wohl fühlen und nicht durch den Heilungsprozess beunruhigt werden.

Alte Menschen

Wenn ich von «alt» spreche, dann denke ich an Personen, die im fortgeschrittenen Alter sind und irgendwie zerbrechlich. Meist sind sie nicht vertraut mit alternativem Heilen. In einem solchen Fall schlage ich vor, mit ein oder zwei kurzen Behandlungen zu beginnen, um es der Person zu ermöglichen, sich an die Energie zu gewöhnen. Als gute Einstimmung eignen sich einige Positionen auf dem Bauch und Kopf, die Sie zwanzig oder dreißig Minuten lang durchführen sollten, bevor Sie nach und nach zur Vollbehandlung übergehen. Da Reiki Menschen energetisiert, könnte es auch von Vorteil sein, die Behandlungen früher am Tag zu geben.

Hochschwangere
Vor mehreren Jahren machte ich eine Erfahrung, durch die mir bewusst wurde, dass eine bevorstehende Geburt nicht immer ein freudiges und willkommenes Ereignis ist. Eine meiner Reiki-Schülerinnen gab einer schwangeren Freundin eine wundervolle zweistündige Reiki-Behandlung. Die Freundin genoss es und ging in einem glücklichen Gemütszustand fort. Kurz darauf wurde sie ohne Komplikationen von einem süßen kleinen Mädchen entbunden, ihrem zweiten Kind. Alles schien perfekt, außer dass die Mutter ganz durcheinander war. Sie sagte, dass die Entbindung zu schnell gegangen sei, und klagte ihre Freundin bitterlich an. Sehr viel später stellte sich heraus, dass die junge Mutter große Schwierigkeiten mit ihrer Mutterrolle hatte und dass sie nicht gewillt war, diese Gefühle zuzugeben. Stattdessen suchte sie etwas, dem sie die Schuld für ihren emotionalen Kummer geben konnte.
Da viele Frauen kurz vor der Entbindung zu den bevorstehenden Veränderungen gemischte Gefühle haben oder Ängste wegen der Geburt selbst, ist es ratsam, Hochschwangeren zunächst eine kurze Behandlung auf die Bereiche zu geben, in denen sie sich unwohl fühlen, und darauf langsam eine Vollbehandlung aufzubauen. Dies empfiehlt sich besonders, wenn die Schwangere nie zuvor Reiki erhalten hat.

Menschen mit Herzleiden
Denken Sie daran, dass eine Heilreaktion gewöhnlich bedeutet, dass sich die Symptome für kurze Zeit etwas verschlimmern. Reiki verursacht niemals irgendeinen Schaden, und eine Heilreaktion ist ein gutes Zeichen, da sie zeigt, dass der Körper Veränderungen durchmacht und dass die Heilung begonnen hat. Trotzdem kann eine derartige Reaktion auf Personen mit Herzerkrankungen beunruhigend wirken. Sie sollten deshalb die Anfangsbehandlungen ziemlich kurz halten. Für die ersten Behandlungen schlage ich außerdem vor, sehr wenig Zeit, wenn überhaupt, über dem Herzen selbst zu verbringen, dafür aber zusätzlich Reiki in den Bauchraum zu geben.

Schwer kranke Menschen
Hier denke ich an Personen, die krank im Bett liegen. In diesem Fall ist es schwierig, an den ganzen Körper oder auch an den Kopf heranzukommen. Sie sollten unter solchen Umständen den Bauch und die Brust behandeln, Ihre Hände dorthin legen, wo es möglich ist, und in jeder Position ein paar Minuten verweilen. Behandeln Sie, wenn

möglich, häufiger eine kurze Zeit lang und steigern Sie nach und nach die Behandlungsdauer.

Wie bereits erwähnt, sollten Sie immer mit Ihrer Intuition in Verbindung bleiben. Je mehr Reiki Sie geben, desto intuitiver werden Sie. Im Geiste um Führung zu bitten wird immer die richtige Antwort bringen, entweder in Form eines Gefühls oder der Gewissheit, was das Beste in einer speziellen Situation zu tun sei.

Was immer auch geschieht, es muss geschehen

Im Wesentlichen hat die orthodoxe Medizin zwei Werkzeuge, Chemikalien und Chirurgie. Ein Arzt verordnet im Allgemeinen ein Medikament, das unter anderem die Symptome unterdrückt. Wenn der Körper sich selbst auf natürliche Weise heilt, dann unterscheidet sich der Prozess häufig sehr von der Heilung durch allopathische Medizin und kann manchmal nur beunruhigend sein.
Ein wunderbares Beispiel für den Unterschied zwischen natürlicher Heilung und allopathischer Medizin ereignete sich vor einigen Jahren: Eine meiner Schülerinnen in Kalifornien hatte seit mehreren Jahrzehnten eine Zyste in ihrer Leistengegend. Die Zyste war weich und nicht besonders lästig, trotzdem wollte sie sie gerne loswerden. Nachdem sie den Ersten Reiki-Grad erhalten hatte, begann sie sie zu behandeln. Sie legte jeden Morgen ihre Hände über den Bereich und gab ihm ungefähr zehn Minuten Reiki. Im Laufe der Behandlungen wurde die Zyste hart und begann, einen roten Ring um sich herum zu bilden, eine recht beunruhigende Entwicklung. Meine Schülerin war zu der Zeit in Urlaub, gab aber die Reiki-Behandlungen trotzdem nicht auf. Am letzten Ferientag war sie sehr besorgt und beschloss, gleich am Tag nach ihrer Rückkehr ihren Arzt aufzusuchen. Am Montagmorgen, als sie die Zyste überprüfte, war diese zu ihrem Erstaunen verschwunden, und es war nur ein Loch, dort, wo sie gewesen war. Innerhalb weniger Tage schloss sich das Loch, und der ganze Heilungsprozess war vollendet.
Wäre sie zu ihrem Arzt gegangen, dann hätte dieser die Zyste vermutlich herausgeschnitten, und meine Schülerin hätte die dazugehörigen Traumata, Beschwerden, mögliche Nervenschäden, Narbengewebe usw. davongetragen. Nach der Reiki-Behandlung ist das Endresultat das Gleiche, der Prozess war jedoch ein völlig anderer. Da die Zyste nicht einfach herausfallen und ein klaffendes Loch hinterlassen konnte, das anfällig für Entzündungen

gewesen wäre, machte der Körper mit Hilfe von Reiki die Zyste zuerst hart und schuf eine schützende Membran um sie herum. So konnte die Zyste herausfallen, die Membran verhinderte gleichzeitig eine Infektion, das Loch schloss sich, und die Heilung war vollendet.

Diese Heilgeschichte zeigt sehr schön, wie sehr sich der natürliche Heilungsprozess von dem unterscheiden kann, was wir durch die allopathische Medizin gewohnt sind. Wenn Sie Reiki benutzen, um ein Problem zu heilen, dann passiert das, was der Körper braucht, um sich selbst zu heilen. Wenn dies manchmal etwas überraschend ist, fahren Sie einfach mit den Reiki-Behandlungen fort. Sie werden sehr bald sehen, warum der Körper das tut, was er tut, während er sich selbst heilt.

Es dauert so lange, wie es dauert

Wenn jemand mit einer Reiki-Behandlung ein chronisches Problem angehen möchte, dann will er gewöhnlich wissen, wie viele Behandlungen nötig sein werden. Die Antwort lautet: «Ich weiß es nicht.» Ich erzähle einer Person schon, wie lange jemand mit einem ähnlichen Problem gebraucht hat, um wieder gesund zu werden, aber ich betone immer, dass es nicht möglich ist vorherzusagen, wie lange der Heilungsprozess in seinem individuellen Fall dauern wird. Besonders bei schon lange bestehenden Problemen hängt die Geschwindigkeit der Heilung zu einem beträchtlichen Teil davon ab, wie schnell der Kranke den sekundären Krankheitsgewinn (siehe Kapitel «Die wahre Ursache einer Krankheit erkennen») loslassen und die spirituellen und psychologischen Veränderungen vollziehen kann, die ein notwendiger Teil der Heilung sind. Ich bin immer erstaunt, dass eine Person, die Jahre gebraucht hat, um in ihren gegenwärtigen Krankheitszustand zu kommen, erwartet, nach ein paar Behandlungen vollkommen wohlauf zu sein – auch wenn dies natürlich passieren kann. Wenn eine Person ein Problem jedoch viele Jahre lang hatte, sind im Allgemeinen mehr als drei oder vier Behandlungen nötig, um den Körper wieder gesund zu machen. Wie viele Behandlungen genau nötig sein werden, kann man unmöglich voraussagen.

Die wahre Ursache einer Krankheit erkennen

So erkennen Sie die wahren Ursachen einer Krankheit

- → Achten Sie auf die Körpersprache des zu Behandelnden.
- → Horchen Sie auf die Stimme und die Art des Sprechens.
- → Erkennen Sie den sekundären Krankheitsgewinn für den zu Behandelnden.
- → Hören Sie auf jedes Wort, mit dem eine Person ihr körperliches Problem beschreibt.
- → Betrachten Sie die buchstäblichen Konsequenzen dieser Krankheit.
- → Beachten Sie, auf welcher Körperseite das Problem liegt.
- → Stellen Sie fest, welches Chakra dem körperlichen Problem am nächsten liegt.

Da Krankheit kein natürlicher Zustand ist, stellt sich die Frage: Warum werden wir krank? Einige der Antworten auf diese Frage sind für den Heilungsprozess sehr wichtig. Tatsächlich kann *keine wahre Heilung von Körper, Geist oder Seele ohne einen gewissen spirituellen Einsatz seitens des Leidenden stattfinden.* Wenn wir wissen, warum wir krank sind, ist es viel einfacher, diesen spirituellen Einsatz zu leisten. Ohne eine deutliche spirituelle Veränderung auf einer bestimmten Seinsebene, bewusst oder nicht, gibt es keine wahre Heilung, und das Problem kehrt höchstwahrscheinlich zurück, oder an seiner Stelle tritt ein anderes körperliches Problem auf.

Die meisten Menschen denken, wenn sie krank werden, dass die Gründe dafür Gene, Bakterien, Hormone oder das Schicksal sind. Die Folge davon ist, dass sie sich vollkommen auf äußere Faktoren verlassen, wenn es darum geht, gesund zu werden. Dies ändert sich, sobald der Mensch erkennt, dass die Ursache der Krankheit im Allgemeinen identifizierbar, offenkundig und beeinflussbar ist. Wer versteht, warum er krank ist, wird häufig viel schneller gesund als derjenige, der sich dessen nicht bewusst ist. Krankheit lehrt uns immer eine Lektion, die wir lernen müssen.

Krankheit ist eine Lektion

Den Umstand, dass Krankheit uns etwas lehren soll, kann man auch

Karma nennen. Karma ist das Gesetz von Ursache und Wirkung, was bedeutet, dass das, was wir aussenden, wieder zu uns zurückkehrt. Das Gesetz des Universums lautet, dass wir uns unsere Realität durch unsere Gedanken, Worte, Gefühle und Handlungen erschaffen. Wenn diese positiv, liebevoll und unterstützend sind, dann erhalten wir Liebe, Hilfe, Freude, Verständnis und viele positive Erfahrungen zurück. Wenn wir dagegen anderen gegenüber häufig starke negative Gedanken und Gefühle haben und uns ihnen gegenüber abweisend verhalten, sammelt sich diese negative Energie in unserem Körper an und macht uns schließlich krank.
Karma ist Ausgleich. (Das gilt nicht für die Liebe; sie kehrt zehnfach zu uns zurück.) Karma ist keine Bestrafung. Wenn wir eine schwierige Erfahrung machen mussten, ist dies nicht geschehen, um uns für eine böse Tat zu bestrafen, sondern weil wir etwas noch nicht verstanden hatten, als wir diese begingen. Eine derartige Erfahrung selbst durchzumachen bringt uns das Verständnis, das uns vorher fehlte.
Manchmal gründet sich eine Erfahrung in diesem Leben auf das Karma eines vergangenen Lebens. Ich ziehe es jedoch vor, nicht zu viel Energie für etwas aufzuwenden, das nicht verifizierbar ist. Es kann für jemanden nützlich sein, eine Reinkarnationstherapie zu machen, aber bei einer schwierigen karmischen Erfahrung, die sich auf ein vergangenes Leben bezieht, befindet sich der an diesem Karma beteiligte Mensch mit ziemlicher Sicherheit in unserem jetzigen Leben und ist meistens derjenige, der uns am meisten Schwierigkeiten macht. Es ist also nicht erforderlich, in vergangenen Leben herumzuwühlen, um unser Karma zu suchen. Es befindet sich direkt vor uns.

Meistens tun wir in unserem Leben fröhlich, was wir möchten, und sind, wie wir sind. Laufen dann die Dinge nicht gut, weigern wir uns normalerweise, uns selbst zu prüfen. Stattdessen suchen wir einen äußeren Grund für das, was geschieht.
Es gibt nur einen Grund für unser Dasein hier in einem Körper, auf diesem Planeten, zu dieser oder einer anderen Zeit: nämlich zu lernen, wer wir sind, und uns zu immer höheren Seinszuständen zu entwickeln, indem wir Gott näher kommen.

Unser Höheres Selbst ist sich unseres spirituellen Wachstums bewusst und weiß genau, ob wir im Laufe unseres Lebens Fortschritte machen oder nicht. Von Zeit zu Zeit taucht etwas auf, was unsere Aufmerksamkeit benötigt, etwas, das uns selbst betrifft und das wir ändern müssen, weil es uns spirituell blockiert. Sobald unser Höheres Selbst bemerkt, dass wir durch unser Verhalten unser spirituelles Wachstum hemmen, schickt es uns eine Botschaft. Diese soll unsere Aufmerksamkeit auf den Punkt lenken, den wir ändern müssen. Normalerweise ignorieren wir diese Botschaft zunächst. Nach einer Weile hören wir sie noch einmal, diesmal etwas lauter, und wieder ignorieren wir sie. Das geht eine Zeit lang so weiter – die Botschaft wird jedes Mal etwas deutlicher –, bis unser Höheres Selbst schließlich ernsthafte Maßnahmen ergreift, was oft damit einhergeht, dass wir irgendeine Form von Krankheit entwickeln. Nichts erlangt unsere Aufmerksamkeit schneller als eine Krankheit, die unseren Körper ergreift. Wir sind jetzt mit unserer Krankheit beschäftigt, und wenn wir bewusst den Zusammenhang zwischen der Krankheit und der spirituellen Entwicklung verstehen, dann ist es nicht nur einfacher, das gegenwärtige körperliche Problem loszuwerden, sondern auch in Zukunft ähnliche Erfahrungen zu vermeiden.

Manchmal hört man: «Und was ist mit Kindern? Womit haben sie diese schreckliche Krankheit verdient?» Die Antwort lautet: Kinder sind alte Seelen, und sie wissen auf der Seelenebene genau, was sie tun. Wenn sie in ein Leben von Krankheit oder Leiden gekommen sind, hat ihr Höheres Selbst diese Wahl getroffen, und auf dieser Ebene verstehen sie den Sinn ihres Leidens ebenso wie ein Erwachsener.

Es stellt sich nun die Frage: Wie kann ich die zugrunde liegende Ursache einer Krankheit und die Lektion, die sie lehren will, herausfinden? Nachdem ich in der Frühphase meiner Arbeit mit Reiki die Bedeutung dieser Frage erkannt hatte, suchte ich nach Mitteln, um die Ursache einer Erkrankung schnell und einfach zu erkennen. Ich begann, einige außerordentlich simple, aber effektive Prinzipien anzuwenden.

Achten Sie auf die Körpersprache des zu Behandelnden

Zuallererst müssen wir uns der Körpersprache der zu behandelnden Person bewusst werden. Sie sendet laufend Botschaften darüber aus, wie die Person sich in Bezug auf sich selbst und ihr Leben fühlt. Schenken wir diesen Botschaften bewusst unsere Aufmerksamkeit, erfahren wir sehr schnell mehr über das Befinden eines Menschen. Zu erkennen, wie ein Mensch sich in Bezug auf sich selbst und sein Leben fühlt, ist von grundlegender Bedeutung, um seine Krankheit zu verstehen. Beobachten Sie, insbesondere von hinten, wie jemand geht. Die Körpersprache sagt deutlich, ob diese Person selbstbewusst, ein Macho, ärgerlich, entspannt, unsicher, gut geerdet usw. ist. Achten Sie darauf, wie Menschen einander die Hand geben oder umarmen. Die Art und Weise, wie sie es tun, spricht Bände und steht häufig im Gegensatz zu dem Eindruck, der durch das Gesicht und das gesprochene Wort erweckt wird. Nur wenige Menschen sind bewusst genug, um ihre Körpersprache zu verstellen, die offen und deutlich die Wahrheit über ihre Einstellung und ihre Gefühle sagt.

Horchen Sie auf die Stimme und die Art und Weise des Sprechens

Worauf Sie als Nächstes achten sollten, sind die Stimme und die Art und Weise, wie eine Person spricht. Dies sind wichtige Zeichen dafür, wie jemand sich innerlich fühlt. Manche Menschen sprechen immer leise, ohne Rücksicht auf den Geräuschpegel der Umgebung, was ihre Zuhörer zwingt, angestrengt hinzuhören. Haben Sie jemals darüber nachgedacht, was das über diese Person aussagt? Der Körper gibt uns Botschaften, und diese sind äußerst wörtlich. Im obigen Fall meine ich, dass die Person sich fürchtet, laut zu sprechen oder deutlich ihre Meinung zu sagen. Als kleines Kind hat sie vermutlich gemerkt, dass es klüger ist, still zu sein, und diese frühe Konditionierung hat die Art und Weise, wie sie sich als Erwachsener der Welt präsentiert, geprägt.

Manche Menschen öffnen ihren Mund beim Sprechen nicht. Ihre Lippen bewegen sich nur wenig, und ihr Mund ist beim Sprechen fast geschlossen. Wie würden Sie das auffassen? Interpretieren Sie dies wörtlich, denn die Botschaften des Körpers sind nicht subtil. Für mich deutet das darauf hin, dass diese Person Angst hat, ihren Mund wirklich zu öffnen; denn was könnte wohl herauskommen, wenn sie es täte? Anders ausgedrückt: Das kleine Kind fand heraus, dass es nicht gut ankam, wenn es sagte, was es wirklich dachte. Es lernte buchstäblich, seinen Mund zu halten.

Manche Stimmen sind weinerlich; vielleicht nicht immer, aber hin und wieder am Ende eines Satzes. Einige Menschen sprechen laut und benutzen ihre Stimme wie eine Waffe. Wenn sie mit Widerstand konfrontiert werden, wird die Stimme immer lauter und höher, bis der Widerstand gebrochen ist.

Hören Sie sorgfältig auf Stimmen, besonders wenn jemand Ihre Hilfe erbittet, um eine Krankheit zu verstehen und von ihr zu genesen. Stimmen offenbaren Ängste, Furcht, Selbstvertrauen, Zuwendung, Verständnis, Selbstmitleid und die wesentlichen Charakteristika einer Person.

Erkennen Sie den sekundären Krankheitsgewinn für den zu Behandelnden

Sekundärer Krankheitsgewinn ist ein wunderbarer Begriff. Hinter ihm verbirgt sich die Frage: Welchen Aspekt dieser Krankheit empfindet ein Teil von mir als gut? Zwei wichtige Begriffe in Bezug auf sekundären Krankheitsgewinn sind *Verantwortung* und *Aufmerksamkeit.* Krank zu werden und vor allem sehr krank zu werden entbindet uns von viel Verantwortung und stellt sicher, dass wir eine Menge Aufmerksamkeit bekommen. Krank zu sein gibt dem Leidenden große Macht: die Macht, zu kontrollieren, zu strafen, zu manipulieren. Wenige Menschen können oder würden bestätigen, dass sie trotz des durch manche Krankheiten verursachten echten Schmerzes und Leidens einen gewissen Grad der Befriedigung oder Erfüllung durch den sekundären Krankheitsgewinn erlangen. Das Erkennen dieses Gewinns ist jedoch ein bedeutender Teil des Heilungsprozesses. Solange der zugrunde liegende Vorteil einer Krankheit und die damit verbundene emotionale Befriedigung nicht wahrgenommen und akzeptiert werden, kann eine Person sich nicht bewusst dafür entscheiden, sich zu ändern und die aus dem sekundären Krankheitsgewinn gezogene Befriedigung durch ein konstruktives und positives Ziel zu ersetzen.

Versuchen Sie herauszufinden, welchen sekundären Krankheitsgewinn die zu behandelnde Person aus ihrer Krankheit zieht, um die Ursachen der Krankheit zu verstehen.

Hören Sie auf jedes Wort, mit dem eine Person ihr körperliches Problem beschreibt

Wenn jemand Ihnen etwas über seine körperliche Verfassung erzählt, dann spricht er unbewusst immer über die eigentliche emotionale und mentale Ursache des Problems. Häufig benutzt derjenige ein Wort, das in diesem Zusammenhang normalerweise nicht benutzt wird. Solche Worte beschreiben die Problematik, die Ursache der Krankheit ist.

So stellte zum Beispiel eine meiner Schülerinnen eine Frage wegen des Ausschlages an ihrem Haaransatz.

Während das Mädchen den Ausschlag an ihrem Haaransatz beschrieb, achtete ich genau auf jedes ihrer Worte. Dreimal benutzte sie das Wort *Ärgernis*. Ich fragte sie, wie lange sie diesen Ausschlag schon habe, und sie antwortete: «Drei Monate.» Meine nächste Frage lautete, wer sie in den letzten drei Monaten geärgert habe. (Denken Sie an die zwei Schlüsselfragen, die ich im Kapitel «Die Behandlung einer chronischen Krankheit» erwähnt habe: «Wann hat es angefangen?» und «Was ist davor in Ihrem Leben passiert?») Sie entgegnete, dass sie seit drei Monaten eine Arbeitskollegin habe, die eine «Nervensäge» sei. Ohne es selbst zu realisieren, hatte sie mir den Kernpunkt ihres Problems genannt. (Ich werde später noch einmal auf dieses Beispiel zurückkommen.)

Betrachten Sie die buchstäblichen Konsequenzen dieser Krankheit

Welche Auswirkungen haben Probleme mit einem Fuß oder einem Bein für eine Person? Diese Person kann sich buchstäblich nicht frei bewegen, kann nicht vorwärts gehen und kann vermutlich nicht «auf eigenen Füßen stehen».

In einem Reiki-I-Kursus berichtete einmal eine Frau über ihre Hand, die ihr seit einigen Monaten Probleme bereitete. Nun hatte sie Schwierigkeiten, eine Faust zu machen. Sie war buchstäblich nicht in der Lage, etwas anzufassen. Als ich über dieses Thema sprach, fing sie an zu lachen und erzählte der Klasse, dass ihre häusliche Situation seit neun Monaten schwierig sei und dass sie neun Monate lang häufig gesagt hatte: «Ich krieg das nicht in den Griff.» Als sie die eindeutige Botschaft ihres Körpers erkannte, sah sie, dass sie Veränderungen vornehmen und ihr Problem lösen musste – was sie tat.

In jeder Sprache gibt es Redensarten, die sich auf Körperteile beziehen, wie: Ich krieg das nicht in den Griff; sich etwas vom Hals halten; Schulter zum Ausweinen; ein Problem bereitet Kopfzerbrechen; etwas geht einem an die Nieren; das schlägt mir auf den Magen; einem läuft die Galle über; die Nase voll haben; wenn Blicke töten könnten; dickköpfig sein usw. Wir sagen, dass: jemand gallig ist; etwas einem den Atem verschlägt; etwas einem das Herz bricht; etwas einem in die Knochen fährt; jemand auf dem Ohr taub sei; wir jemandem zur Hand gehen; wir jemandem den Rücken stärken usw.

Beachten Sie, auf welcher Körperseite das Problem liegt

Um physisch, geistig und emotional gesund und ausgeglichen zu sein, ist es wichtig, die weiblichen und die männlichen Energien der linken und der rechten Körperseite im Gleichgewicht zu halten. Die Kenntnis darüber, auf welcher Seite des Körpers das Problem liegt, gibt wichtige Hinweise über dessen Ursache. So lassen sich dadurch z. B. Rückschlüsse darüber ziehen, ob die Probleme eher mit Liebe, Zuwendung oder emotionaler Unterstützung in Verbindung zu bringen sind oder mit dem Funktionieren in der Welt. Im nächsten Kapitel werde ich auf diesen Aspekt näher eingehen.

Stellen Sie fest, welches Chakra dem körperlichen Problem am nächsten liegt

Jedes der sieben Hauptchakren verfügt über besondere Qualitäten, Funktionen und Energien. Besteht ein Ungleichgewicht zwischen den Energien der Chakren, macht sich dies im physischen Körper in Form von Funktionsstörungen und Krankheit bemerkbar. Zu wissen, welches Chakra dem körperlichen Problem am nächsten liegt, hilft, die Ursache des zugrunde liegenden geistig-emotionalen Problems, das die Krankheit ausgelöst hat, zu erkennen. Lesen Sie hierzu auch die Kapitel «Die Harmonie der Chakren» und «Die Eigenschaften, Funktionen und Wesen der sieben Hauptchakren».

So ergibt sich ein Gesamtbild

Jedes der bislang erwähnten Elemente ist ein Teil des Gesamtbildes. Die Wahrnehmung der Körpersprache, der Stimme und der Sprechweise eines Menschen vermittelt ein Gefühl davon, wie er sich und sein Leben sieht. Die Kenntnis darüber, welchen sekundären Krankheitsgewinn die zu behandelnde Person aus ihrer Krankheit zieht, auf welcher Körperseite das Problem liegt und welches der sieben Chakren dem Problem am nächsten liegt, gibt viele Informationen über die geistigen und emotionalen Probleme, die Ursache der physischen Dysfunktionen sind. Unser Selbstgefühl beeinflusst unsere Ansicht vom Leben, das wir entsprechend unserer eigenen Perspektive interpretieren. Wenn aufgrund von Beziehungen, Arbeit, Finanzen, belastenden Verpflichtungen und den vielen Launen des Lebens Schwierigkeiten auftauchen, reagieren wir mit einem bestimmten Gefühl oder einem bestimmten Verhalten. Wenn wir auf eine Situation mit negativen Gefühlen reagieren und diese Gefühle auch nach

einer Änderung der Situation weiter nähren, dann wird sich ihre giftige Energie im Körper ansammeln.
Irgendwo im Unterbewusstsein haben wir alle die gebräuchlichen Redensarten gespeichert, die sich auf den Körper beziehen. Eine von ihnen passt perfekt in der Art und Weise, wie wir uns fühlen. Wenn wir nicht erkennen, was geschieht, und die bewusste Entscheidung treffen, diese negativen Emotionen in positive Energie umzuwandeln, dann verbindet unser Unterbewusstsein unter Anleitung unseres Überbewusstseins irgendwann die negative Energie unserer Gefühle mit der Redensart, die sie beschreibt, und ein körperliches Problem, das den zugrunde liegenden Gedanken widerspiegelt, tritt schließlich in Erscheinung.

Ein Beispiel für diesen Vorgang sind die stechenden Kopfschmerzen einer meiner Schülerinnen, die nach dem Verlust einer anspruchsvollen, hoch bezahlten Arbeit begannen. Als sie die Ereignisse vor dem Auftreten der Kopfschmerzen beschrieb, sagte diese Schülerin: «Es spitzte sich zu, als ...» Eine andere Schülerin, eine Tänzerin, heiratete einen dominanten Mann, den sie viele Jahre versucht hatte zufrieden zu stellen. Eines Tages renkte sie sich beim Tanzen beide Knie aus, als sie sich nach hinten beugte. Dies war eine eindeutige Mahnung ihres Höheren Selbst, dass es ihrem spirituellen Wachstum nicht förderlich sei, sich zu verbiegen, um ihren Mann zufrieden zu stellen.
Bei jemand anders entwickelte sich ein Tumor auf dem rechten Schulterblatt. Diese Frau stand zu der Zeit unter großem Karrieredruck und erhielt nicht die Unterstützung, die sie brauchte. Während wir ihr Problem besprachen, fragte ich sie, was sie mit Schultern assoziierte, und sie antwortete sofort «Schulter unterm Joch». Während der Unterhaltung bemerkte sie außerdem: «Ich fühle mich, als ob alles auf meiner Schulter lastet.» Die Mutter der Freundin einer Schülerin starb an Magenkrebs, weil sie, wie sie häufig sagte, den Lebensstil «nicht verdauen» konnte, den ihre Tochter entgegen den Plänen der Mutter gewählt hatte.

Worin die Lektion besteht

Ich habe gesagt, dass mit jeder Krankheit eine Lektion verbunden ist, die gelernt werden muss, und ich habe gezeigt, wie von uns aufrechterhaltene negative Emotionen oder unerledigte Geschäfte letzten Endes krank machen. Ich habe auch über die Rolle des Höheren Selbst gesprochen, das unsere Aufmerksamkeit auf etwas lenkt, was wir ignoriert haben. Und dennoch: Wir können all dies sehen und die Botschaft doch nicht verstehen. Das Mädchen mit dem Ausschlag am Haaransatz wusste nach unserem Gespräch, dass er das Ergebnis ihres Ärgers über eine Kollegin war. Die Frau mit den ausgerenkten Knien erkannte, dass sie sich jahrelang bildlich gesehen «verbogen» hatte, um ihren Mann zufrieden zu stellen. Sie sahen beide ihre Situation und ihre Gefühle in Bezug darauf. Sie brauchten ihr Höheres Selbst nicht, um ihnen das zu sagen. Worin bestand nun die Botschaft?

Die Botschaft lautete, dass ihre Gefühle nicht in Ordnung waren und dass die negativen Gefühle, mit denen sie auf ihre Situation reagiert hatten, in etwas anderes verwandelt werden mussten, weil die Energie dieser Gefühle sie spirituell blockierte. Schlüsselworte der Heilung sind Liebe, Vergebung und Akzeptanz. Es ist erforderlich, dass wir an einen Punkt kommen, an dem wir Menschen einfach so lieben können, wie sie sind. Wir müssen sie nicht mögen, aber es ist wesentlich, sie zu lieben. Eine Situation mag uns nicht gefallen, aber es ist unabdingbar, unsere Einstellung in Bezug auf die Situation und die daran beteiligten Menschen zu ändern, wenn wir nicht an dem Gift unserer eigenen negativen Emotionen erkranken wollen.

Daher greift unser Höheres Selbst mit einer unsere Aufmerksamkeit erregenden Mahnung ein, wenn wir unserem Bewusstsein und unseren Emotionen erlauben, uns zu weit in die falsche Richtung zu ziehen.

Die Ursache beseitigen

Natürlich wird Reiki uns dezent auf unsere Probleme aufmerksam machen, wenn wir Reiki-Behandlungen erhalten. Im Laufe des Heilungsprozesses scheidet es auch das Negative aus unserem Körper aus. Wenn wir möchten, können wir diesen Vorgang beschleunigen, indem wir daran arbeiten, die eigentliche Ursache zu beseitigen. Das bedeutet, gewillt zu sein, die Dinge ehrlich zu betrachten und – noch wichtiger – hinzusehen, warum wir mit falschem Verhalten darauf reagieren. Die Grundvoraussetzung für Heilung ist die Bereitschaft, sich zu ändern. Ohne Veränderung gibt es kein spirituelles Wachstum, und ohne spirituelles Wachstum gibt es keine wahre und andauernde Heilung.

Der Zweite Grad des Reiki schenkt uns wunderbare Werkzeuge, eine spirituelle Veränderung zu vollziehen. Mit der Mental-Behandlung können wir vergangene und gegenwärtige Verletzungen und Enttäuschungen loslassen und vergeben. Ich habe mit Menschen gearbeitet, die noch Jahre später über die Auswirkungen einer unglücklichen Beziehung nicht hinwegkamen. Die unerledigten Geschäfte der Vergangenheit waren als Stolpersteine in ihrem täglichen Leben gegenwärtig. Nachdem sie die Mental-Behandlung anwandten, fand eine Transformation statt, mit der die Befreiung der Energie und die wiedererlangte Fähigkeit, offen für eine neue Beziehung zu sein und von ganzem Herzen zu lieben, einherging.

Die Fernbehandlung gibt uns die Möglichkeit, an der Vergangenheit zu arbeiten und sowohl große als auch kleine ungelöste Probleme zu beseitigen.
So hatte zum Beispiel ein Kind nach der Geburt nicht zu atmen begonnen. Der Arzt führte daraufhin einen Schlauch in den Hals des Babys ein, welcher die Halsröhre verletzte. Die folgenden drei Tage hörte es sich so an, als hätte das Baby beim Schreien Halsschmerzen. Noch als kleines Mädchen hatte das Kind die Angewohnheit, sich zu räuspern. Nachdem die Mutter mittels der Fernheilungs-Technik Reiki in diese Situation gegeben hatte, klagte ihre inzwischen neunjährige Tochter drei Tage lang über Halsschmerzen, die dann verschwanden. Das Mädchen räusperte sich auch nicht mehr andauernd. Sie erzählte ihrer Mutter außerdem, dass ihr so wäre, als hätte sie die bei der Behandlung gespürten Empfindungen schon einmal gehabt, sie könne sich aber nicht erinnern, wann das gewesen sei. Das Mädchen wusste nicht, dass die Mutter damals Reiki in die Geburt ihrer Tochter gegeben hatte.

Alle Aspekte des Reiki werden uns automatisch immer in Richtung Heilung, Glück und Ganzheit und der Erfüllung unseres höchsten spirituellen Potenzials bewegen.

Die Eigenschaften der linken und der rechten Körperseite

Die Eigenschaften der beiden Körperseiten

Links	Rechts
feminin (Yin)	maskulin (Yang)
negativ (geladen)	positiv (geladen)
passiv	aktiv
empfangend	aggressiv
nährend	abenteuerlustig
emotional	rational
künstlerische Kreativität	praktische Kreativität
Intuition	Vernunft
Weisheit	Intellekt, Wille

Eine Voraussetzung für gute Gesundheit ist, dass sich die männlichen und weiblichen Polaritäten der rechten und linken Körperseite im Gleichgewicht befinden. Die linke Körperseite besitzt die weibliche Energie des Nährens, Empfangens, der künstlerischen Kreativität, der Intuition sowie der sanften liebenden Eigenschaften der Persönlichkeit. Die rechte Körperseite hat die extrovertierte Energie des Überlebens und Behauptens in der Welt. Es ist die Energie des Abenteuers, der nach außen gerichteten Aktivität, der Aggressivität, der Vernunft und des Willens.

Wir sind konditioniert, aus dem Gleichgewicht zu sein

Jeder von uns verfügt über die oben genannten Eigenschaften, aber die Mehrzahl von uns wächst aufgrund von Konditionierungen im Ungleichgewicht der Körperseiten auf. Von dem Moment an, wo das Geschlecht bekannt ist, wird unbewusst Druck auf das Kind ausgeübt, in erster Linie männlich oder weiblich zu sein, d. h., die entsprechenden Eigenschaften der rechten oder der linken Seite auszudrücken. Studien haben ergeben, dass, wenn ein Baby schreit, Mädchen schneller aufgenommen und getröstet werden als Jungen. Kleine Jungen werden in die Richtung ihrer natürlichen Neigung gedrängt, abenteuerlustig und aggressiv zu sein, und kleine Mädchen erhalten Zustimmung, wenn sie duldsam und guter Laune sind, häusliche Fähigkeiten erlernen und sich hilfsbereit zeigen. Wenn wir dann erwachsen sind, sind die meisten von uns in den Körperenergien der rechten oder der linken Seite festgefahren und fühlen sich mit einem sehr eingeschränkten Ausdruck der gegensätzlichen Energie subjektiv wohl. Früher oder später verursacht dieses Ungleichgewicht jedoch

Konflikte in unserem Leben. Die allein erziehende Mutter zum Beispiel, die sich mit allen Aspekten des Lebens herumquält, die traditionell als männlich angesehen werden, entwickelt häufig körperliche Probleme auf ihrer rechten Körperseite. Auf der anderen Seite entwickeln Männer Probleme auf der linken Körperseite, wenn etwas in ihrem Gefühlsleben schief geht, wenn sie in einer unerfüllten Beziehung leben, in welcher mehr von ihnen verlangt wird, als sie geben können.

Wollen wir in unseren Emotionen und in unserem Leben wahrhaft ausgeglichen sein, ist es unbedingt erforderlich, daran zu arbeiten, ein Gleichgewicht zwischen der Energie der rechten und der linken Seite herzustellen und die Energien nutzen zu können, wenn es erforderlich ist. Anderenfalls macht uns das Ausmaß innerer und äußerer Konflikte, die durch das Ungleichgewicht hervorgerufen werden, irgendwann krank. Im Kapitel «Die wahre Ursache einer Krankheit erkennen» sprach ich darüber, wie unser Höheres Selbst des Öfteren unsere Aufmerksamkeit auf die Aspekte unseres Lebens lenkt, die nicht harmonisch sind. Häufig geschieht dies mittels körperlicher Signale.

Die Interpretation der Körpersignale

Die Botschaften des Körpers sind absolut wörtlich zu nehmen. Wenn wir Probleme in Bezug auf Wohnen, Arbeitsplatz, Finanzen, Technik, Treffen von Entscheidungen und weltlichen Belangen haben, entwickeln wir irgendwann wahrscheinlich Probleme auf der rechten Körperseite. Diese sind als Mahnung zu verstehen. Wir müssen lernen, diese Energie angemessen und in Harmonie mit der linken Seite auszudrücken. Wenn wir Schwierigkeiten haben, Emotionen wie Liebe, Zuwendung, Toleranz, Geduld, Empfangsbereitschaft, Flexibilität und die weicheren Züge unseres Wesens auszudrücken, dann wird unser Höheres Selbst uns eine Mahnung in Form von Problemen auf der linken Körperseite geben. Nun sind wir gefordert, diese Energien angemessen zum Ausdruck zu bringen.

Das trifft zu, gleichgültig welchen Geschlechts man ist. Wenn eine Frau hauptsächlich Probleme auf ihrer linken Körperseite hat, dann muss sie sich dieselben Dinge anschauen wie ein Mann in einer ähnlichen Situation, d. h., wo oder in Bezug auf wen sie keine Liebe auszudrücken vermag. Ein Mann, der Schwierigkeiten auf seiner rechten Körperseite erfährt, hat vermutlich Probleme im Beruf oder damit, sich zu behaupten. Eine Verletzung am linken Bein oder Fuß z. B. ist eine klare Aussage, dass eine Person Probleme mit Unterstützung hat, in diesem Falle mit emotionaler Unterstützung. Ein Problem am rechten Fuß oder Bein weist auf Schwierigkeiten bezüglich finanzieller oder materieller Unterstützung hin.

Wenn wir die unterschiedlichen Eigenschaften der linken und der rechten Körperseite und die Notwendigkeit des Ausgleichs zwischen ihnen kennen, ist es viel einfacher, die verborgene Ursache für eine Krankheit oder ein körperliches Problem in Erfahrung zu bringen.

Die Harmonie der Chakren

Im Kapitel «Die wahre Ursache einer Krankheit erkennen» habe ich bereits erwähnt, dass gute Gesundheit bedeutet, nicht nur gesundes Blut, gesunde Knochen, Organe und Gewebe zu haben, gute Gesundheit bedeutet auch Ausgeglichenheit. Ausgeglichenheit ist nur dann möglich, wenn sich die männliche und die weibliche Polarität sowie die sieben Hauptchakren des Körpers im Gleichgewicht befinden. Fehlen diese Balance und diese Harmonie, kommt es schließlich zu Funktionsstörungen.

Die sieben Schichten des Körpers

Der menschliche Körper besteht aus einem elektromagnetischen Energiefeld, das sich aus 72 000 000 Nadis oder Lichtfäden zusammensetzt. Sie bilden Energiemuster und -ströme in sieben sich gegenseitig durchdringenden Schichten, welche sich in einem Zustand ständiger Bewegung und ständigen Fließens befinden. Die Größe dieses Feldes, das die Form eines Eis hat, schwankt je nach der spirituellen Entwicklung des Einzelnen. Im Allgemeinen reicht es bei ausgebreiteten Armen mindestens bis zu den Fingerspitzen, bei einer spirituell entwickelten Person dehnt es sich sogar noch viel weiter aus.

Alles im Universum ist Energie. Die Energie vibriert in einer bestimmten Frequenz, und je niedriger die Frequenz, umso fester oder dichter

scheint die Energie zu sein. Der in einer relativ niedrigen Frequenz vibrierende physische Körper scheint fest zu sein, obwohl sich in Wirklichkeit leerer Raum zwischen den Atomen und Molekülen befindet. Die nächste der sieben Energie-Schichten, Ätherkörper genannt, nimmt den gleichen Platz ein wie der physische Körper und dehnt sich noch ungefähr acht Zentimeter darüber hinaus aus. Dieser Körper vibriert in einer höheren Frequenz als der physische Körper und ist nicht so leicht mit den Augen zu erkennen. Betrachten Sie jedoch eine Person mit verschwommenem Blick, ist es nicht schwierig, ihn wahrzunehmen. Richten Sie Ihren unscharfen Blick auf die Schultern und den Kopf, und Sie werden eine weiße oder bläuliche Linie um die Person herum sehen. Das ist der Ätherleib, und er kann nicht nur bei Menschen, sondern auch bei Tieren, Pflanzen, Bäumen, Dingen usw. beobachtet werden, da auch sie ein ätherisches Pendant besitzen.
Die nächste Schicht heißt Astral-Körper. Dieser reicht bis zu ungefähr einem Meter über den physischen Körper hinaus. Ihr Astral-Körper vibriert in einer noch höheren Frequenz, und in diesem Körper findet man möglicherweise eine Menge emotionaler Energie, die uns krank machen kann, wenn sie nicht verarbeitet wird. Die nächsten vier Schichten des Körpers werden niederer Mental-Körper, höherer Mental-Körper, spiritueller Körper und Kausal-Körper genannt. Jede dieser Schichten vibriert in einer immer höheren Frequenz und besteht aus immer feinerer Substanz.
Die Gesundheit des physischen Körpers steht in direktem Verhältnis zur Gesundheit des feinstofflichen Körpers. Ein Schlag, eine Wunde, ein Infekt im physischen Körper spiegelt sich als Störung im Energiefluss des feinstofflichen Körpers wider. Umgekehrt haben gestörte psychische Zustände und eine blockierte spirituelle Entwicklung eine tief greifende Wirkung auf den physischen Körper.

Die Funktionen der Chakren

«Chakra» bedeutet Rad. Die sieben Hauptchakren, die sich im physischen Körper befinden, sind Wirbel spiritueller Energie, die allgemein dem endokrinen Drüsensystem entsprechen. Die Chakren dienen als Energie-Transformatoren zwischen den verschiedenen Schwingungsebenen und als Eingänge, durch welche die feinstofflichen Energien in den Körper fließen. Die Chakren sind mikrokosmische Universen, und sie sind die Tore, durch welche unsere Gedanken und Gefühle in das makrokosmische

Universum hinausgehen und unsere Realität erschaffen. Jedes länger anhaltende Ungleichgewicht in einem Chakra oder in mehreren Chakren wird zu Störungen in der Struktur und Funktion des physischen Körpers führen.

Für eine gute Gesundheit ist es daher sehr wichtig, die Balance zwischen den Chakren aufrechtzuerhalten, von denen jedes einzelne besondere Qualitäten, Funktionen und Eigenschaften hat. Wenn nun einem von ihnen eine zu große Bedeutung zulasten anderer Chakren eingeräumt wird, dann können gewisse Arten von körperlichen Problemen die Folge sein.

Das Kronen-Chakra unterscheidet sich von den anderen Chakren. Es ist das höchste Chakra und kann nicht geöffnet, geschlossen oder in irgendeiner Weise beeinflusst werden. Das Kronen-Chakra oder der tausendblättrige Lotus öffnet sich automatisch, während wir spirituell wachsen.

Jedes der sechs unteren Chakren wird in anderen Körperbereichen reflektiert, die ebenfalls zu Störungen neigen, wenn die Energie des betreffenden Chakras nicht im Gleichgewicht ist. Das Wurzel-Chakra ist z. B. mit den Händen und Füßen verbunden und beeinflusst, wie sicher wir uns in der Welt fühlen und wie geerdet wir sind. Ein Ungleichgewicht in diesem Chakra kann Probleme in verschiedenen Körperteilen auslösen. Ein gebrochener Fußknochen oder die Unfähigkeit, etwas mit der Hand zu ergreifen, sind klare Botschaften, dass eine Störung im Wurzel-Chakra besteht, und zwar im Hinblick auf solche Probleme wie: «seinen Mann zu stehen», «nicht auf eigenen Füßen stehen zu können», «etwas nicht in den Griff zu bekommen», «Schwierigkeiten zu haben, etwas anzunehmen oder etwas zu geben».

Die Farben, die gemeinhin jedem Chakra zugeordnet werden, sind die des Regenbogens, angefangen mit Rot im Wurzel-Chakra bis zu Violett im Kronen-Chakra. (Einige Yogis schreiben diesen Chakren jedoch andere Farben zu.)

Jedes Chakra entspricht außerdem einem Element, z. B. ist Erde dem Wurzel-Chakra zugeordnet, das in erster Linie in Beziehung zum körperlichen Überleben steht. Das Sakral-Chakra, das die Ausscheidung von Flüssigkeiten betrifft, entspricht Wasser, und das Solarplexus-Chakra, der Sitz der Emotionen, entspricht Feuer. Das Herz-Chakra entspricht Luft und Kehlkopf-Chakra Äther. Die beiden oberen Chakren stehen über den Elementen.

Die Klänge, die jedem Chakra zugeordnet werden (siehe Kapitel

«Die Eigenschaften, Funktionen und Wesen der sieben Hauptchakren»), sind diejenigen, die ein Meditierender hören kann, der die tiefste Meditation in dem betreffenden Chakra erreicht hat.
Im nächsten Kapitel finden Sie eine Übersicht über die Eigenschaften, Funktionen und das Wesen jedes Chakras sowie die Art von Problemen, die sich entwickeln können, wenn die Chakren nicht im Gleichgewicht sind.

Das Gleichgewicht der Chakren

Für eine perfekte Balance und gute Gesundheit muss jedes Chakra mit dem darüber liegenden harmonieren. Die drei unteren Chakren müssen zudem auch mit den entsprechenden höheren Chakren im Gleichgewicht sein:

(1) Wurzel	<–>	Herz	(4)
(2) Sakral	<–>	Kehlkopf	(5)
(3) Solarplexus	<–>	Stirn	(6)

So muss die Energie des Wurzel-Chakras, Sicherheit, mit der Energie des Herz-Chakras, Liebe, harmonieren. Vergnügen, die Energie des Sakral-Chakras, muss mit der Energie höherer Kreativität im Kehlkopf-Chakra harmonisiert werden und der egoorientierte Wille des Solarplexus-Chakras mit dem göttlich orientierten Willen des Stirn-Chakras. Wenn z. B. zu viel Energie im Sakral-Chakra ist, was sich durch Abhängigkeit von sexuellen und anderen Sinnesfreuden ausdrückt, dann kommt die Energie durch Konzentration auf das Kehlkopf-Chakra ins Gleichgewicht. Die Person kann dann anfangen, sich durch höhere kreative Aktivität wie Malen, Schreiben, Musik oder andere Formen kreativer Bestrebungen auszudrücken, und Vergnügen durch den Ausgleich zwischen körperlichem Genuss und höherem kreativem Schaffen erfahren.
Es ist wichtig, sich dieser Entsprechungen bewusst zu sein; denn jemand, der ein körperliches Problem in einem der Bereiche hat, hat fast immer auch ein Ungleichgewicht oder körperliches Problem im Bereich des zugeordneten Chakras. Jemand mit einem chronischen Halsproblem zum Beispiel wird fast immer ein Problem mit den Fortpflanzungsorganen und/oder dem unteren Rücken haben.

Die Polaritäten zwischen rechts und links und oben und unten

Im Herz-Chakra treffen sich die beiden Polaritäten im Körper. Die Polarität zwischen oben und unten entspricht der zwischen den unteren drei Chakren, die der körperlichen Natur des Menschen zugeordnet sind, und den oberen drei

Chakren, die der Entwicklung des Bewusstseins zugeordnet sind. Die Polarität zwischen rechts und links ist diejenige zwischen der rechten und linken, der männlichen und der weiblichen Körperseite.
Ich möchte an dieser Stelle noch kurz auf das Stirn-Chakra und die Medulla eingehen, zwischen denen eine weitere Polarität besteht. Die Medulla ist der weiche Bereich in Form eines umgekehrten U am oberen Ende der Wirbelsäule und der Schädelbasis. Sie ist außerordentlich wichtig, denn hier empfangen wir sehr hohe spirituelle Energie, die direkt nach oben und hinüber zum Stirn-Chakra geht. (Wenn die Bibel vom «Mund Gottes» spricht, dann ist das ein indirekter Hinweis auf die Medulla und diesen Energieeintritt.) Die Stirn ist der positive Pol dieses Strahls von Lichtenergie, die Medulla der negative Pol, der die Eigenschaft des Egos hat. Es ist unbedingt erforderlich, dass diese Polarität in Harmonie und Gleichgewicht ist, und auch die Chakren sollten unbedingt in Harmonie und Gleichgewicht sein, um eine gute körperliche, geistige und seelische Gesundheit zu erlangen und beizubehalten.

Die Eigenschaften, Funktionen und Wesen der sieben Hauptchakren

Das Wurzel-Chakra (Muladhara)

Lage	Steißbein
Wird reflektiert in	Füßen und Händen
Farben	Rot, Gelb
Element	Erde
Klang	Hummel
Steuert	Nebennieren
Bewusstsein	materielles Denken, Überleben / Selbsterhaltung, Kampf / Flucht
Problematik	Macht, Aggressivität, in Verteidigungsstellung sein, Angst, Paranoia, Sicherheit, Selbstwertgefühl

Unausgeglichen	
Zu wenig aktiv	unsicher, passiv, abgehoben, unterdrückt, Panikattacken, wehrlos, zaudern; Schwierigkeiten, nein zu sagen
Überaktiv	übermäßig aggressiv, starr, dogmatisch, stolz; Schwierigkeiten, ja zu sagen
Ausgeglichen	standhaft, wahrhaftig

Probleme, die sich entwickeln können, wenn das Chakra aus dem Gleichgewicht ist

Körperlich	alle Verdauungsprobleme: chronischer Durchfall, geschwürige Darmentzündung, Verstopfung, Hämorrhoiden, Impotenz, Probleme an: After, Enddarm, unterem Dickdarm, Steißbein, Kreuzbein, der Wirbelsäule, dem unteren Rücken
Emotional	Furcht, Aggressivität, in Verteidigungsstellung sein, Panikattacken, flatterhaft, schreckhaft, unzuverlässig
Geistig	Paranoia, Psychosen, Wankelmut

Das Sakral-Chakra (Svadhisthana)

Lage	2,5 cm über dem Wurzel-Chakra
Wird reflektiert in	Fußknöcheln und Handgelenken
Farben	Orange, Scharlachrot, Weiß
Element	Wasser
Klang	Flöte
Steuert	Keimdrüsen (Eierstöcke, Hoden)
Bewusstsein	Sexualität / Sinnlichkeit, Kreativität / Fortpflanzung, Sinnesfreuden (Sehen, Schmecken, Berühren, Hören usw.)
Problematik	Erlaubnis, Schuld, Selbstbild
Unausgeglichen	
Zu wenig aktiv	Schuld, Hemmungen, Unterdrückung, geringes Selbstbild, Angst vor Bestrafung
Überaktiv	Betonung auf Sinnesfreuden, lüstern, betrachtet Menschen als Sexualobjekte

Ausgeglichen	Hat die Erlaubnis, Spaß zu haben, ohne es sich verdienen zu müssen; beweglich, offen, aufnahmefähig

Probleme, die sich entwickeln können, wenn das Chakra aus dem Gleichgewicht ist

Körperlich	an: Genitalien, Prostata, Fortpflanzungs- und Ausscheidungsorganen, Dünn- und Dickdarm, Blase, Harnwege, Blinddarm, Magen, Ischiasnerv, unterem Rücken, Kreuzbein, Lendenwirbelsäule
Emotional	Unfähigkeit, Emotionen zu verarbeiten; Unfähigkeit, sich auf etwas einzulassen; Fehlen sexueller Befriedigung; Frigidität, Impotenz, vorzeitiger Samenerguss

Das Solarplexus-Chakra (Manipura)

Lage	Solarplexus (für einige Yogis liegt dieses oder das zweite Chakra in Nabelhöhe)
Wird reflektiert in	Unterschenkeln und Unterarmen
Farben	Gelb, Rot
Element	Feuer
Klang	gezupfte Harfe
Steuert	Bauchspeicheldrüse
Bewusstsein	Egoismus, persönliche Macht, Kontrolle, emotionale Sensibilität, Wille
Problematik	Macht, Kontrolle, Aggressivität, Dominanz / Unterwerfung, Schwäche
Unausgeglichen	
Zu wenig aktiv	emotionale Zurückgebliebenheit, emotionale Unterdrückung, Hemmungen, passiv, unterwürfig, eingeschüchtert, schwach, kann nicht fühlen, kann keine Beziehungen zu Menschen eingehen, betrachtet andere als überlegen
Überaktiv	Überreaktion, Melodrama, Manipulation, Dominanz, tyrannisches Selbstbewusstsein, Konkurrenzverhalten, Kontrolle über andere, betrachtet andere als unterlegen

Ausgeglichen	Spontaneität, Nichtanhaften, dynamisches Selbstbewusstsein, Kooperation, Selbstkontrolle, Effektivität in der Welt

Probleme, die sich entwickeln können, wenn das Chakra aus dem Gleichgewicht ist

Körperlich	an: Zwölffingerdarm, Leber, Gallenblase, Bauchspeicheldrüse, Milz, Lymphsystem, Nieren, Nebennieren, Lendenwirbelsäule Verdauungsfunktionen, Krebs, Arthritis, Geschwüre, Magersucht, Bulimie
Emotional	Hemmungen, Schuld, Scham
Geistig	Gefühle als Gedanken rationalisiert; psychosomatische Erkrankungen

Das Herz-Chakra (Anahata)

Lage	im Herzbereich
Wird reflektiert in	Knien, Ellenbogen, Beckengürtel
Farben	Grün, Zinnoberrot
Element	Luft
Klang	tiefe Glocke oder Gong
Steuert	Thymusdrüse
Bewusstsein	Liebe, Gefühl, Mitleid
Problematik	Angst vor Liebe; Fähigkeit, Liebe und Zuwendung zu geben und zu empfangen
Unausgeglichen	
Zu wenig aktiv	Angst vor Liebe; nicht willens, Liebe zu geben oder zu empfangen; Pragmatiker, Eigennutz
‹Schwaches Herz›	Verloren in Gefühl und Emotion; vermutlich verstrickt in Prozesse und Streitigkeiten
Ausgeglichen	
‹Starkes Herz›	bedingungslose Liebe; Einfühlungsvermögen, Mitleid; selbstlose Liebe; selbstloses Geben, ohne Ergebnisse zu erwarten; hingebungsvoll, aufgeschlossen

Probleme, die sich entwickeln können, wenn das Chakra aus dem Gleichgewicht ist

Körperlich	alle Herzleiden, Kreislauf- und Atemfunktionen, Immunerkrankungen, Blut an: Arterien, Thymusdrüse, Brüsten, Rippen, Lunge, Bronchien, Speiseröhre, Zwerchfell, Brustwirbelsäule, Muskeltätigkeit allgemein
Emotional	Angst vor körperlicher Berührung; Angst vor Intimität
Geistig	Psychopath, soziopathologische Entfremdung

Das Kehlkopf-Chakra (Vishudha)

Lage	in der Vertiefung der Kehle
Wird reflektiert in	Beckengürtel, Schultern
Farben	Blau, Rauchgrau, Grau mit funkelnden Lichtpunkten
Element	Äther
Klang	Meeresrauschen
Steuert	Schilddrüse
Bewusstsein	Kreativität und Ausdrucksvermögen, d. h. schöpferisches und sprachliches Ausdrucksvermögen, Urteilsvermögen
Problematik	Fähigkeit, Liebe und Zuwendung zu akzeptieren und zu empfangen
Unausgeglichen	
Zu wenig aktiv	Unfähigkeit, zu kommunizieren; Fehlen von kreativem und sprachlichem Ausdrucksvermögen; fühlt Fehlen von Zuwendung
Überaktiv	übermäßig weltlich orientiert; zu objektiv
Ausgeglichen	Fähigkeit, einem kreativen Leben Ausdruck zu geben, zu wachsen und sich zu entwickeln; Selbstzuwendung durch höheres kreatives Ausdrucksvermögen; fähig, sich sprachlich auszudrücken und zu kommunizieren; Selbstdarstellung nach außen, innere Akzeptanz, Hingebung, Vertrauen, Ruhe

	Singen ist eine ausgezeichnete Art und Weise, das Kehlkopf-Chakra zu öffnen und auszugleichen

Probleme, die sich entwickeln können, wenn das Chakra aus dem Gleichgewicht ist

Körperlich	an: Kehle, Hals, Schultern, Schilddrüse, Nebenschilddrüse, Thymusdrüse, Immunsystem, Lunge, Bronchialsystem, Nervensystem, Mund, Zähnen, Zunge, Kiefer, Luftröhre, Stimmbändern, Kehlkopf, Speiseröhre, Halswirbelsäule; Aktivitäten des Skeletts allgemein
Emotional	Angst vor der Entfaltung der eigenen Persönlichkeit

Das Stirn-Chakra (Ajna)

Lage	zwischen den Augenbrauen
Wird reflektiert in	Stirn
Farben	Indigo, mondfarben; blauer Kreis mit goldenem Strahlenkranz und weißem Stern in der Mitte
Klang	OM
Steuert	Hypophyse
Bewusstsein	intuitives Zentrum / hellseherisches Zentrum; Fähigkeit, klar mit dem inneren Auge zu sehen; verbunden mit den beiden Hemisphären des Gehirns: Intuition / Gedächtnis (rechte Hemisphäre) und Vernunft / Wille (linke Hemisphäre)
Problematik	Kontrolle
Unausgeglichen	
Zu wenig aktiv	sehr wenig Gefühl für das Selbst und die eigene Identität
Aktiv auf unausgeglichene Art und Weise	kontrollierend, intellektuell, starkes Ego, Missachtung anderer
Entwickelt und ausgeglichen	freudige Mitgestaltung, Identifizierung mit Gott, göttliche Freude, Wille und Seelenbewusstsein

	Die beste Art und Weise, das Stirn-Chakra zu öffnen und auszugleichen, ist die Meditation

Probleme, die sich entwickeln können, wenn das Chakra aus dem Gleichgewicht ist

Körperlich	Blutandrang im Gehirn und Tumore; Schlaganfall; Schlaflosigkeit und Kopfschmerzen an: Ohren, Augen, Nase, Nebenhöhlen, Hypophyse, Zirbeldrüse, Wirbelsäule, endokrinem System, Nervensystem, linker Hemisphäre des Gehirns, rechtem Auge
Geistig	vernünftig, Gefühle als Gedanken getarnt, normalerweise verurteilend, Illusionen, Halluzinationen

Das Kronen-Chakra (Sahasrara)

Lage	oben auf dem Kopf, hinterer Teil
Wird reflektiert in	Zirbeldrüse
Farben	Violett, Sonnenlicht, ‹Licht wie von tausend Sonnen›
Steuert	Zirbeldrüse
Bewusstsein	die ‹Kraftstation› des Körpers, bringt das Spirituelle in das Körperliche
Unentwickelt	materialistisch
Geöffnet	Seelenbewusstsein, kosmisches Bewusstsein, göttliche Vereinigung/Integration mit Gott, Akzeptanz, Spaß, Spiel

Probleme, die sich entwickeln können, wenn die Erlaubnis zur Öffnung des Chakras verweigert wird:

allgemeine Nerven- und Hirnfunktionsstörungen, Tumore, Schlaganfall, Wirbelsäule, Karotis-Drüse, rechte Hemisphäre des Gehirns und linkes Auge

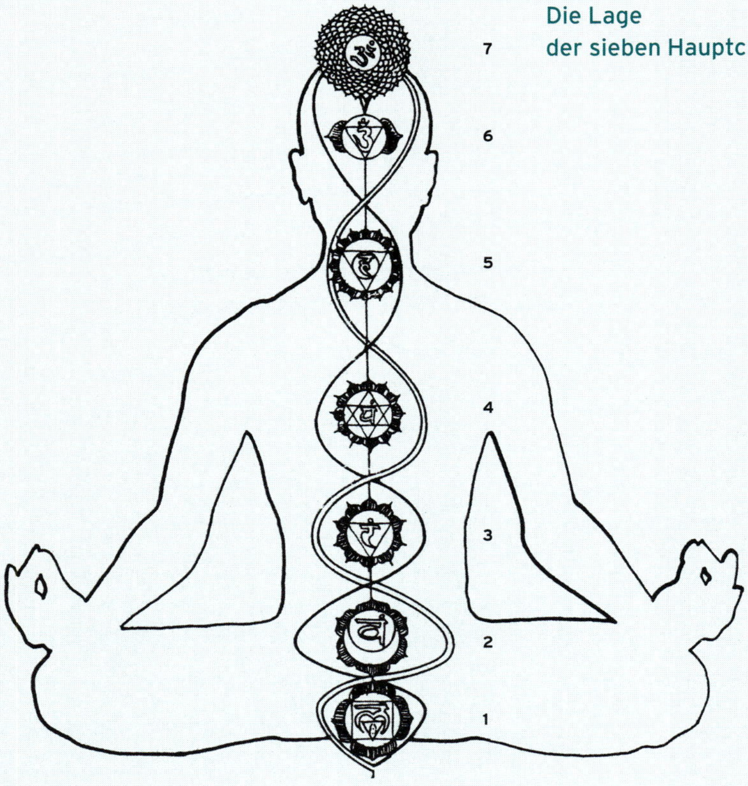

Die Lage
der sieben Hauptchakren

Die Chakra-Ausgleichstechnik

Wenn Sie eine Reiki-Vollbehandlung geben, bringen Sie automatisch die Hauptchakren des Körpers ins Gleichgewicht, da alle über die Bauch-, Kopf- und Rückenpositionen abgedeckt werden. Bei einigen Personen ist es jedoch erforderlich, den Chakren besondere Aufmerksamkeit zukommen zu lassen. Hierfür eignet sich die folgende, recht einfache Chakra-Ausgleichstechnik. Gewöhnlich wird diese Technik für sich allein genutzt.

Die Lage der Chakren

Das Wurzel-Chakra befindet sich am Steißbein (1),
das Sakral-Chakra in Höhe des Schambeins (2),
das Solarplexus-Chakra in der Magengegend unterhalb des Brustkorbs (3),
das Herz-Chakra zwischen den Brüsten (4),
das Kehlkopf-Chakra in der Vertiefung der Kehle (5),
das Stirn-Chakra zwischen und etwas über den Augenbrauen (6),
und das Scheitelchakra auf dem hinteren, oberen Teil des Kopfes (7).

Die Handpositionen

Die Abfolge der Handpositionen basiert auf den Verbindungen zwischen den Chakren: Wurzel – Stirn, Sakral – Kehlkopf und Solarplexus – Herz. Der Nabel wird ebenfalls behandelt, da sich genau unterhalb desselben ein wichtiges Energiezentrum – das Hara – befindet. (Manche Yogis betrachten auch den Nabel als ein Chakra.)
Beginnen Sie die Behandlung, indem Sie eine Hand auf das Solarplexus-Chakra legen und die andere auf den Nabel. Welche Hand wo liegt, ist gleich. Behandeln Sie die Chakren anschließend in der dargestellten Reihenfolge. Verweilen Sie in den einzelnen Positionen zwischen zwei bis fünf oder mehr Minuten, je nachdem, wie viel Zeit Sie haben. Wenn möglich, halten Sie jede Position so lange, bis Sie fühlen, dass die Energie in beiden Händen gleichmäßig fließt.
Behandeln Sie auf der Vorderseite des Körpers. Wenn Sie möchten, können Sie die Hände über dem Wurzel- und dem Sakral-Chakra ein wenig vom Körper entfernt halten, die Wirkung wird die gleiche sein.

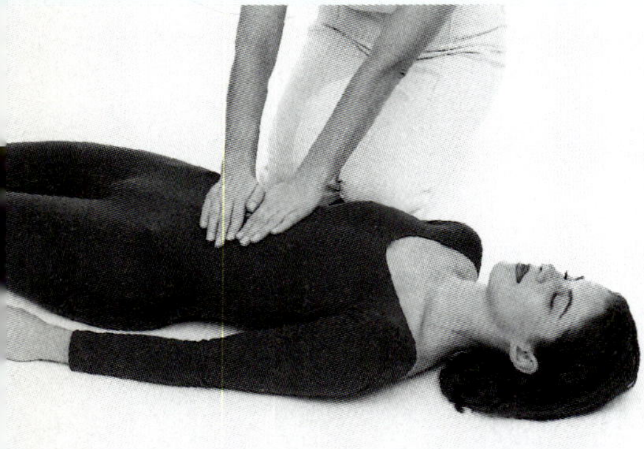

Nabel und
Solarplexus-Chakra

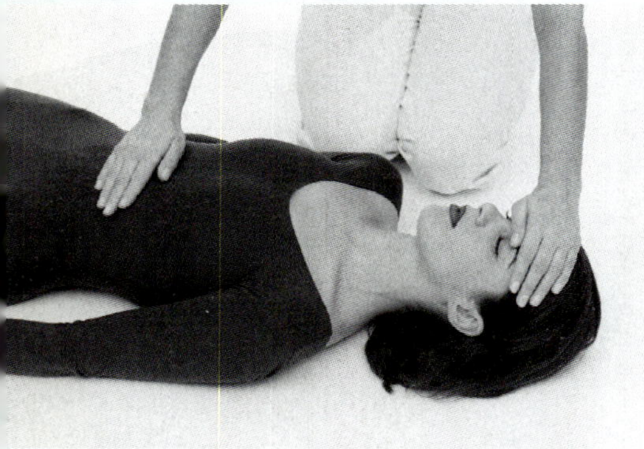

Solarplexus-Chakra
und Stirn-Chakra

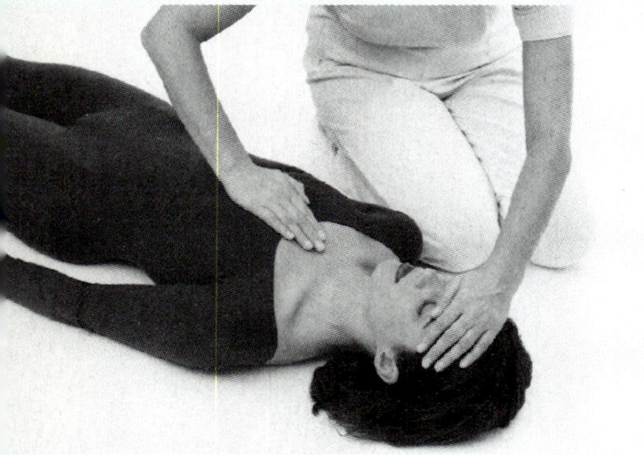

Stirn-Chakra
und Herz-Chakra

Herz-Chakra
und Solarplexus-Chakra

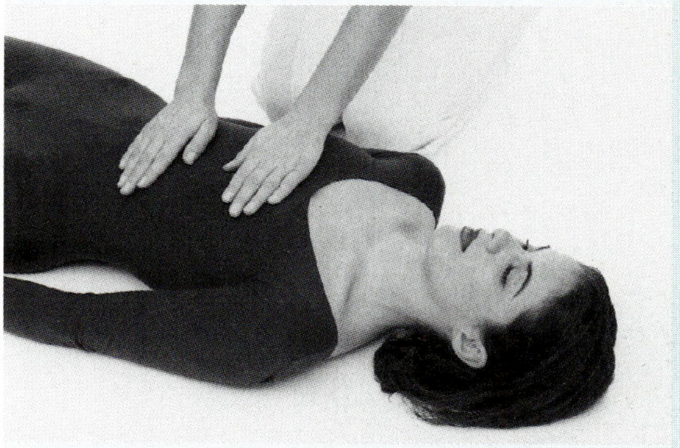

Solarplexus-Chakra
und Kehlkopf-Chakra

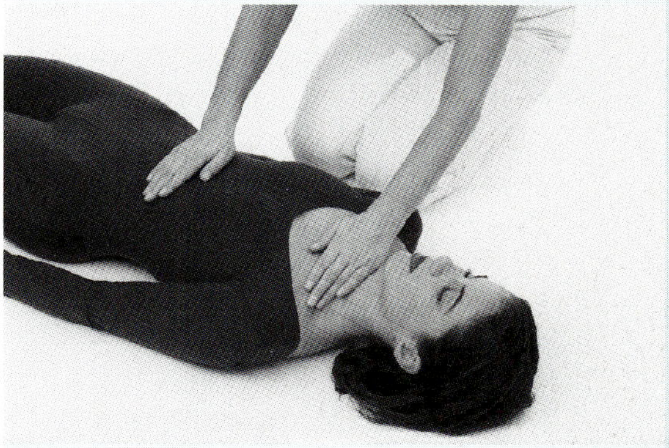

Kehlkopf-Chakra
und Sakral-Chakra

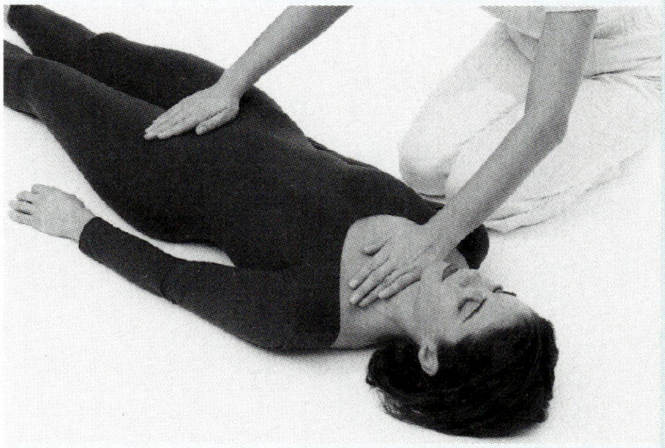

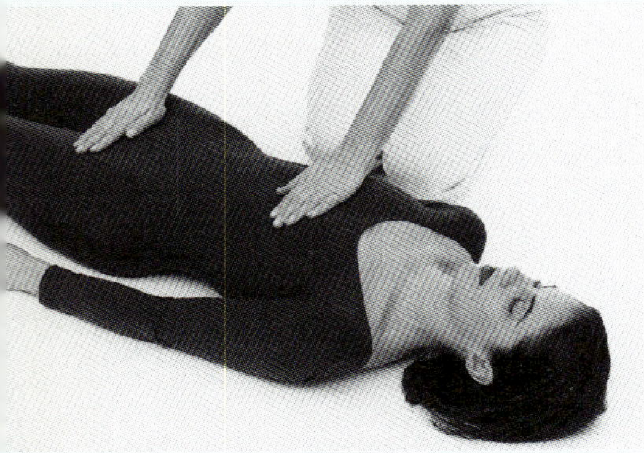

Herz-Chakra
und Wurzel-Chakra

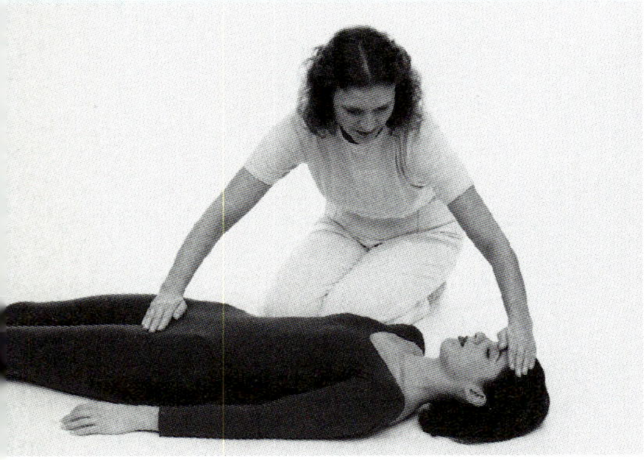

Wurzel-Chakra
und Stirn-Chakra

Das Behandlungs-Lexikon

Behandeln Sie in allen Fällen über dem Problembereich und geben Sie Vollbehandlungen, wann immer möglich. Geben Sie auch Behandlungen in den unten genannten Positionen, um die angrenzenden Bereiche abzudecken. Verbleiben Sie zusätzliche Zeit in diesen Positionen, mindestens fünf Minuten, wenn möglich mehr.

Krankheit	Handpositionen
Afterprobleme	R 7 (S. 52)
AIDS	siehe Immunsystem
Allergien	K 1 (S. 43), R 2, R 4, R 6 (S. 49 ff.), alle Positionen auf der rechten Seite der Wirbelsäule
Angst	R 1, R 2, R 3, R 4 (S. 49 f.), V 3 A (S. 39)
Armprobleme	E15 (S. 71), Handgelenk und über dem Problembereich
Asthma	V 3 A (S. 39), V 5 (S. 42), E 16 (S. 72), R 1, R 2, R 3, R 4 (S. 49 f.)
Augen	V 3 B oder V 4 A & 4 B (S. 40 f.), K 1, K 2, K 3 (S. 43 ff.), E 7 (S. 63)
Ausgleich: Hypophyse / Zirbeldrüse	K 4 (S. 46)
Bakterielle Infektionen	siehe Immunsystem
Bauch, geschwollen	V 1, V 2, V 3 A, V 3 B, V 5 (S. 37 ff.)
Beinprobleme (Schwellungen, Schmerzen, schlechte Durchblutung)	E 20 (S. 76), B1 (S. 54) und über dem Problembereich
Benommenheit	K 3, K 4 (S. 45 f.)
Bewegungsprobleme	K 4 (S. 46), E 6 (S. 62)
Blähungen	siehe Verdauung
Blasenprobleme (siehe auch Harnwege und Nieren)	V 4 A, V 4 B (S. 40 f.), alle Rücken-Positionen (S. 49 ff.), B1 (S. 54)
Blinddarm	V 3 B oder V 4 A & 4 B (S. 40 f.)
Bluthochdruck	V 1, V 2 (S. 37 f.), K 5 (S. 47)
Blutzucker, niedriger	siehe Hypoglykämie

Krankheit	Handpositionen
Blutzucker-Störungen	V 1, V 2, V 3 B oder V 4 A & 4 B (S. 37 ff.)
Bronchitis	siehe Brustkorbprobleme
Brustkorbprobleme	V 5 (S. 42), E 1 (S. 57), E 16 (S. 72), R 1, R 2, R 3, R 4 (S. 49 f.)
Brustprobleme	V 3 B oder V 4 A & 4 B (S. 40 f.) und über der Brust
Chronisches Müdigkeits-syndrom	siehe Immunsystem
Diabetes	V 1, V 2 (S. 37 f.)
Dünn- und Dickdarm	V 1, V 2, V 3 A & B (S. 37 ff.) oder V 4 A & B (S. 40 f.), B 1 (S. 54)
Durchblutung, allgemein	R 1, R 2 (S. 49)
Durchblutung, Beine	siehe Beinprobleme
Emotionales Gleichgewicht	V 3 A (S. 39), K 2 (S. 44), K 4 (S. 46)
Enddarmprobleme	R 7 (S. 52)
Energie	V 3 A (S. 39)
Entspannung	siehe Stress
Erkältungen	alle Kopf-Positionen (S. 43 ff.), V 5 (S. 42), E 16 (S. 72)
Fieber	E 19 (S. 75) und siehe Immunsystem
Gallensteine	V 1 (S. 37)
Gehirn-Balance rechte / linke Seite	K 2 (S. 44)
Geistige Unausgeglichen-heit	V 3 A (S. 39), K 1, K 2, K 3, K 4 (S. 43 ff.), E 14 (S. 70)
Genitalien (Störungen)	R 7 (S. 52)
Gewichtsprobleme (Über- oder Untergewicht)	E 5 (S. 61)
Gleichgewichtsstörungen	K 4 (S. 46), R 1, R 2 (S. 49), E 12 (S. 68)
Grippe	V 5 (S. 42), E 1 (S. 57), E 16 (S. 72), V 3 A (S. 39), K 5 (S. 47), R 1, R 2, R 3, R 4 (S. 49 f.)
Halsprobleme	K 5 (S. 47), V 3 B oder V 4 A & 4 B (S. 40 f.)
Hämorrhoiden	R 7 (S. 52)
Harnwegsstörungen	R 7 (S. 52), V 3 A, V 4 A, V 4 B (S. 39 f.) (siehe Blase, Nieren)
Hautprobleme	V 1, V 3 A, V 3 B (S. 37 ff.), R 3, R 4 (S. 50), B 1 (S. 54)
Hepatitis	V 1 (S. 37) und siehe Immunsystem
Herzerkrankungen	V 3 A (S. 39), R 1, R 2, R 3, R 4 (S. 49 f.)
HIV	siehe Immunsystem

Krankheit	Handpositionen
Husten	R 1, R 2, R 3, R 4 (S. 49 f.), V 5 (S. 42), E 16 (S. 72)
Hypoglykämie (Unterzuckerung)	V 1, V 2, V 3 B oder V 4 A & 4 B (S. 37 ff.), K 3 (S. 45)
Immunsystem	V 5 (S. 42), E 1, E 2, E 3 (S. 57 ff.), V 3 B oder V 4 A & 4 B (S. 40 f.), E 4 (S. 60)
Infektionen	siehe Immunsystem
Ischiasnerv	R 3, R 4 (S. 50), E 23, E 24 (S. 79 f.) und das Bein entlang
Kater	R 8 (S. 53)
Kiefergelenksstörung	K 2 (S. 44)
Knie	E 20 (S. 76), B 1 (S. 54) und überall ums Knie herum
Kopfprobleme	alle Kopf-Positionen (S. 43 ff.), E 14 (S. 70)
Kopfschmerzen, Druck-	alle Kopf-Positionen, besonders K 4 (S. 46 ff.), E 14 (S. 70)
Kopfschmerzen, Migräne	alle Kopf-Positionen, besonders K 5 (S. 47 ff.), E 14 (S. 70)
Kopfschmerzen, Nebenhöhlen	alle Kopf-Positionen (S. 47 ff.), E 8, E 9, E 10 (S. 64 ff.), E 14 (S. 70)
Kopfschmerzen, von den Augen ausgehend	alle Kopf-Positionen, besonders K 1 (S. 43 ff.), E 14 (S. 70)
Kopfschmerzen	alle Kopf-Positionen (S. 47 ff.), E 14 (S. 70), R 1, R 2 (S. 49)
Krampfadern	R 1, R 2 (S. 49), E 20 (S. 76)
Krebs	siehe Immunsystem
Lähmungen	K 4 (S. 44), E 6 (S. 62)
Leberfunktionsstörungen	V 1 (S. 37), R 3 (S. 50)
Lesen, Probleme mit	K 3 (äußerst wichtig, S. 45), K 2, K 4 (S. 44 ff.)
Lungenentzündung	Vollbehandlung, besonders: V 3 A (S. 39), R 1, R 2, R 3, R 4 (S. 49 f.), E 16 (S. 72) und siehe Immunsystem
Lungenprobleme	R 1, R 2, R 3, R 4 (S. 49 f.), V 5 (S. 42), E 2 (S. 58), E 17 (S. 73) und siehe Immunsystem
Lymphsystem	K 5 (S. 47), E 1, E 2 (S. 57 f.), V 4 A, V 4 B (S. 40 f.), E 4 (S. 60), E 22 (S. 78) und auf den Halswirbeln
Magenstörungen	siehe Verdauung
Mandelentzündung	K 5 (S. 47)
Menstruationsprobleme	V 3 A, V 3 B (S. 39 f.), K 5 (S. 47)

Krankheit	**Handpositionen**
Milz	B 1 (S. 54), E 3 (S. 59 f.)
Mumps, Auswirkungen von	K 2 (S. 44), V 3 B oder V 4 A & V 4 B (S. 40 f.)
Nasenbluten	K 3 (S. 45), E 13 (S. 69)
Nebenhöhlenprobleme	K 1 (S. 43), E 8, E 9, E 10 (S. 64 ff.)
Nierenerkrankungen	R 3, R 4 (S. 50) (siehe auch Blase, Harnwegsstörungen)
Ödeme	V 3 A (S. 39), V 5 (S. 42)
Ohrenprobleme	E 11, E 12 (S. 67 f.) und am Kopf um das Ohr herum
Prostata-Probleme	R 7 (S. 52)
Resorption	V 3 A (S. 39)
Rückenmarksnerven	K 2 (S. 44)
Rückenschmerzen, chronisch	V 4 A, V 4 B, V 5 (S. 40 ff.), B 1 (S. 54) und alle Rücken-Positionen (S. 49 ff.)
Ruhe / Gelassenheit	K 2 (S. 44), V 3 A (S. 39)
Schilddrüsenprobleme	K 5 (S. 47), V 3 B oder V 4 A & 4 B (S. 40 f.)
Schlaflosigkeit	V 3 B (S. 40 f.), K 4, K 5 (S. 46 f.), R 1, R 2 (S. 49)
Schlafprobleme	siehe Schlaflosigkeit
Schlaganfall	V 3 A (S. 39), K 3 (S. 45), K 5 (S. 47 f.) und das Sympathikus-Nervensystem auf beiden Seiten entlang der Wirbelsäule
Schmerzen, Augen	K 1, K 3, K 4 (S. 43 ff.), E 7 (S. 63)
Schmerzen, Bein	siehe Beinprobleme
Schmerzen, Kopf	K 3 (S. 45), E 14 (S. 70)
Schmerzen, Schultern & Arme	R 1, R 2 (S. 49), E 15 (S. 71)
Schmerzen	R 3, R 4 (S. 50)
Schock	E 18 (S. 74)
Schreiben, Probleme mit	K 3 (S. 45)
Schwangerschaft	V 4 A, V 4 B (S. 40 f.), E 20 (fördert Beweglichkeit des Beckens), E 21 (S. 76 f.)
Schwindel	K 1 (S. 43), K 4 (S. 46), E 12 (S. 68), B 1 (S. 54)
Stärke	V 3 A (S. 39) und den Meridian in der Körpermitte hinaufstreichen
Stress	V 3 A (S. 39), V 5 (S. 42), K 2 (S. 44), R 1, R 2 (S. 49)
Süchte	K 2 (S. 44)
Sympathikus-(autonomes) Nervensystem	alle Rücken-Positionen (S. 49 ff.)

Krankheit	Handpositionen
Taubheit	K 2 (S. 44), E 11, E 12 (S. 67 f.)
Temperatur des Körpers	K 4 (S. 46) und die Schulterspitzen
Tinnitus (Ohrgeräusche)	K 1, K 2, K 3, K 4 (S. 43 ff.), V 5 (S. 42), E 11, E 12 (S. 67 f.)
Venenstauungen	K 3 (S. 45)
Verdauung	V 1, V 2, V 3 A, V 5 (S. 37 ff.), K 3 (S. 45), R 7 (S. 52)
Verdauungsstörungen	siehe Verdauung
Verspannung	siehe Stress
Verstopfung	V 3 A & 3 B oder V 4 A & 4 B (S. 39 f.)
Virusinfektionen	siehe Immunsystem
Wärme	R 1, R 2 (S. 49)
Wirbelsäulen-Ausgleich	R 8 (S. 53)
Zwölffingerdarmgeschwür	V 1, V 3 A, V 3 B oder V 4 A & V 4 B (S. 37 ff.)

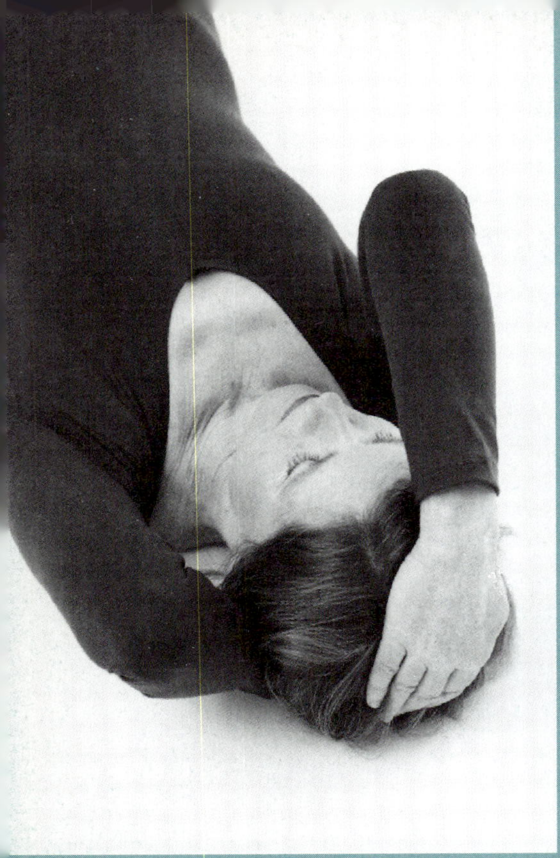

2. Reiki-Grad

Die hohe Stufe des Reiki

Die Geschenke des Zweiten Grades

Mit diesem Kapitel wende ich mich an die Praktizierenden, die den Zweiten Reiki-Grad haben. Den Zweiten Grad zu besitzen bedeutet, dass Sie ordnungsgemäß von einem Reiki-Meister, der selbst mit den korrekten Symbolen und Verfahren eingeweiht wurde, ebenfalls eine Einweihung mit korrekten Symbolen und Verfahren erhalten haben. Wenn dies zutrifft, dann ist der Reiki-II-Graduierte auf die Energie der drei Symbole des Zweiten Grades ausgerichtet und mit ihnen verbunden. (Im Kapitel «Die Einweihung und ihre Bedeutung» werde ich das Thema der Initiation und ihrer Bedeutung vertiefen.)

Die Reiki-Symbole

Die Symbole selbst sind Kodes für bestimmte Frequenzen, die einen bestimmten Zweck und eine bestimmte Wirkung haben. Ohne die heilige Zeremonie der unverfälschten Einweihung sind die Symbole selbst von geringem Wert. Sie einem Buch zu entnehmen oder sie von einer anderen Person zu bekommen erweckt nicht ihre verborgene Kraft. Auch Üben bewirkt keine kraftvolle energetische Verbindung mit ihnen. Wie bei einem elektrischen Gerät müssen die Frequenzen der Symbole auf die Frequenzen des Körpers des Einzelnen abgestimmt sein, wenn sie richtig funktionieren sollen, und dafür ist eine korrekte Initiation erforderlich. Sobald Sie durch die Initiation mit den Symbolen verbunden sind, können sich Ihre Frequenzen oder Kodes durch Sie ausdrücken, genauso wie es auch die Energie des Reiki tut.

Die Reiki-Symbole sind göttlich und sollten mit größtem Respekt und größter Verehrung behandelt werden. Sie sind kein Spielzeug, mit dem man sich amüsiert. Sie verkörpern und aktivieren mächtige und heilige Energien. Darum müssen ernsthaft Praktizierende durch die korrekte Initiation körperlich, geistig, emotional und spirituell auf sie eingestimmt werden. Auch aus diesem Grunde befürwortet die Reiki-Tradition, dass man die Symbole für sich behält und sie nicht gedankenlos verbreitet. Mächtige und heilige Symbole an Menschen weiterzugeben, die ihre Bedeutung nicht verstehen, nicht auf ihre Energie eingestimmt und in ihrem Gebrauch unterwiesen sind, hat zwangsläufig Auswirkungen des Universellen Gesetzes zur Folge.

Die Bedeutung korrekter Formen der Symbole

Eine weitere Voraussetzung, um ein wahrer Reiki-Praktizierender des Zweiten Grades zu sein, besteht darin, dass Sie auch die korrekten Formen der Reiki-II-Symbole erhalten haben müssen und korrekt in ihrem Gebrauch unterrichtet wurden.
Bis zum Tode von Mrs. Takata blieb Reiki unverändert, danach begannen sich viele Verzerrungen einzuschleichen. In dem Maße, wie sich Reiki-Meister drei, vier, zehn, fünfzehn und mehr Generationen von einem Lehrer nachweislichen Ursprungs und Ansehens entfernt haben, haben sich viele Veränderungen, Verkürzungen, falsche Darstellungen und Missverständnisse in die Reiki-Lehre eingeschlichen.

Viele Menschen, die Reiki unterrichten, wissen nicht, wie man das Mental-Heilungs-Symbol oder das Fern-Heilungs-Symbol dynamisch und wirkungsvoll benutzt. Andere Lehrer gebrauchen stark verfälschte Symbole. Einige haben Symbole eingeführt, die keine wie auch immer geartete Verbindung mit Reiki haben, und wieder andere missbrauchen die Symbole. So sind in manchen Büchern Reiki-Symbole abgebildet, von denen nur einige korrekt sind. Einige Autoren fordern ihre Schüler und Leser auf, das Kraft-Symbol umgekehrt zu benutzen. Da das Umkehren des Symbols vermutlich die Heilwirkungen des korrekt angewandten Symbols in ihr genaues Gegenteil verkehrt, würde ich niemals eine andere Person durch mutwilliges Ändern dessen, was uns durch Dr. Usui gegeben wurde, gefährden.
Tatsächlich werden heutzutage gravierende Verfälschungen der Reiki-Symbole von vielen Reiki-Lehrern gelehrt und benutzt. Einige stehen in keiner Beziehung zu den Symbolen, die Mrs. Takata ihren Meistern gab. Mir ist zwar zu Ohren gekommen, dass Mrs. Takata verschiedenen Menschen unterschiedliche Versionen der Symbole gegeben haben soll und es gleichgültig sei, welche Form die Symbole hätten, da die Absicht zählt. Ich habe jedoch beträchtliche Beweise dafür, dass Mrs. Takata ihren Reiki-Meistern immer die gleichen Symbole gab und dass es sich bei irgendwelchen Abweichungen um geringfügige stilistische Unterschiede handelte.

Im Übrigen ist Reiki eine Heilwissenschaft. Seine Wirkung beruht nicht auf Absicht, genauso wenig wie eine Batterie in einem Gerät abhängig von Absicht funktioniert: Falsch eingelegt, hat sie keine Wirkung. Reiki ist spirituelles, nicht

mediales Heilen. Mediales Heilen hängt in der Tat von der Absicht und der Willenskraft des Heilers ab. Spirituelles Heilen jedoch bedeutet einen Wachstumsprozess des Bewusstseins und die Überwindung der Krankheit seitens des Leidenden. Wahres Reiki wirkt auf diese Weise. Deshalb muss ein ordnungsgemäß eingeweihter Reiki-Praktizierender nie befürchten, dass seine eigenen Körperenergien irgendwann erschöpft sein werden oder dass er von der zu heilenden Krankheit betroffen wird.
Unglücklicherweise haben die Veränderungen der Originallehre zur Folge, dass das, was viele Schüler erhalten, kein Reiki ist. Es mag von dem Lehrer Reiki genannt werden, *aber die übermittelte Energie ist nicht Reiki.*

Die drei Geschenke des Zweiten Grades

Für den Schüler des Zweiten Grades eines korrekt ausgebildeten und qualifizierten Reiki-Meisters bereichern die drei Geschenke des Zweiten Grades das Leben derart, dass es schwierig ist, sich vorzustellen, wie man ohne sie leben konnte. Das erste, das Kraft-Symbol, ist das am meisten verwandte, nicht nur bei Reiki-Behandlungen, sondern auch in vielen Bereichen des täglichen Lebens. Das zweite, das Mental-Heilungs-Symbol, eröffnet uns durch den Geist und die Göttliche Intelligenz die wundervollsten Möglichkeiten, so zu werden, wie wir sein möchten. Und das dritte, das Fern-Heilungs-Symbol, überwindet Raum und erlaubt uns, mit einer anderen Person aus der Entfernung zu arbeiten. Mit dem Zweiten Grad können wir auch nach Wunsch Zeit transzendieren.

In den folgenden Kapiteln werde ich natürlich nicht die Aspekte des korrekten Gebrauchs der Symbole und Vorgehensweisen preisgeben, die während der Initiation persönlich vom Meister an den Schüler weitergegeben werden. *Und was ich darstelle, ist nur ein Teil dessen, was es über den Zweiten Grad zu wissen gibt.* Ich hoffe jedoch, dass das, was ich hier ausgeführt habe, den Umfang und Nutzen dieser wundervollen Technik für viele Reiki-Praktizierende erweitern wird.

Das Kraft-Symbol

Das Kraft-Symbol macht die Kraft des Universums nutzbar. Es wird hauptsächlich bei einer Reiki-Direktbehandlung mit Handauflegen angewandt. Die Anwendung des Kraft-Symbols steigert das Reiki, das wir durch unsere Hände übertragen.

Nachdem ich bei einer Direktbehandlung die Aura geglättet und ein kleines Gebet gesprochen habe, wende ich das Kraft-Symbol über dem gesamten Oberkörper des zu Behandelnden an, bevor ich mit der ersten Handposition beginne. Im Laufe der gesamten Behandlung mache ich das Kraft-Symbol – bevor ich Reiki hineingebe – über dem jeweiligen Bereich, an dem ich arbeite.

Die Anwendung des Kraft-Symbols

Das Kraft-Symbol ist die Verkörperung von Reiki; wann immer wir es benutzen, übermittelt es etwas Reiki. Wir können jemanden auf wunderschöne Weise segnen, indem wir ein großes Kraft-Symbol auf der Person visualisieren, sie wird dann sofort mit Reiki beschenkt.

Das Kraft-Symbol kann auch als Schutz eingesetzt werden. Ich bediene mich dessen zum Beispiel immer, wenn ich mit dem Auto fahre. Während ich das Auto anlasse, platziere ich im Geiste große Kraft-Symbole in Form einer Schachtel um mein Auto herum: zwei auf jeder Seite, eins vorn, eins hinten, eins obenauf und eins darunter. Wenn ich irgendwelche Probleme beim Autofahren hatte, dann hatte ich immer vergessen, vorher das Symbol zu benutzen.

Sehr praktisch ist es auch, das Kraft-Symbol vorauszuschicken, wenn Sie eine Fahrt unternehmen. Wenn ich auf eine lange Reise gehe oder wenn ich eine Strecke im dichten Verkehr zurücklegen muss, visualisiere ich ein riesiges Kraft-Symbol an meinem Ausgangspunkt und lasse es die Straße bis zum Ankunftsort hinunterschwirren. So befreie ich im Geiste meinen Weg von allen Hindernissen und Problemen.

Wenn ich auf einer belebten Autostraße fahren will, affirmiere ich außerdem im Geiste, dass mein Auto in Bewegung bleiben wird, egal was passiert. Es ist erstaunlich, wie effektiv das ist und wie schnell es einen vorwärts bringt.

Ich benutze das Kraft-Symbol auch, um mich selbst zu schützen, wenn ich fühle, dass die Schwingungen um mich herum nicht positiv sind. Ich visualisiere es in der gleichen Weise wie für mein Auto. Im Geiste sehe ich das Symbol vor und hinter mir, an jeder Seite, über und unter mir, als befände ich mich in einem Karton. Wir können das Symbol auch um eine geliebte Person herum visualisieren, zu ihrem Schutz und Wohlergehen.

Das Kraft-Symbol verändert die Energie eines Ortes oder Gegenstandes. Wenn Sie irgendwo arbeiten, wo viele Menschen sind und die Energie nicht immer positiv ist, ist es sehr wirksam, ein riesiges, sich langsam drehendes Kraft-Symbol von der Decke bis zum Fußboden zu visualisieren, welches seine wundervolle Licht-Energie auf alle und alles in seiner Nähe ausstrahlt.

Auch zur Veränderung der Schwingungen in einem Hotelzimmer eignet es sich. Denken Sie daran, auch gleichzeitig die Energie des Bettes zu reinigen.

Bevor ich esse, platziere ich im Geiste das Kraft-Symbol über meiner Nahrung, während ich gleichzeitig ein wenig Reiki mit meinen Händen hineingebe. Die Schwingung des Essens wird dadurch erhöht, es wird gesegnet, harmonischer und leichter verdaulich.

Der korrekte Gebrauch des Kraft-Symbols

Wenn Sie das Kraft-Symbol auf der Vorderseite Ihres eigenen Körpers anwenden, sollten Sie sorgfältig darauf achten, es korrekt zu tun. Das Symbol selbst verändert sich in keiner Weise. Im Vergleich zur Platzierung auf einer anderen Person wenden Sie es nun jedoch aus einer anderen Perspektive an. Sie stehen jetzt hinter dem Symbol, anstatt ihm gegenüber zu stehen, und das kann leicht verwirren, weil man plötzlich unsicher ist, wie herum es erscheinen soll. *Denken Sie daran, dass Sie immer auf der rechten Seite des Körpers beginnen, wenn Sie das Symbol auf der Vorderseite des Körpers platzieren, gleichgültig ob es Ihr eigener oder der Körper einer anderen Person ist.* Dadurch wird sichergestellt, dass es korrekt angewandt wird. Es ist sehr wichtig, dass Sie dieses Symbol nicht umkehren. Da es ein besonderes Symbol zur Erreichung eines bestimmten Zwecks ist, könnte dieser komplett verändert werden, wenn das Symbol umgekehrt wird.

Die Mental-Behandlung

Die Mental-Behandlung ist ein äußerst effektives Instrument, um den Körper, den Geist, die Emotionen und die Seele zu heilen. Während wir dieses Symbol benutzen, verbindet und harmonisiert es alle Ebenen des Geistes. Unterbewusstsein, Bewusstsein, Überbewusstsein und Universeller Geist oder Göttliche Intelligenz werden eins.

Machen Sie sich einen Moment lang bewusst, wie unglaublich das ist.

Dieses Symbol, oder dieser Kode, überwindet nicht nur die Schranken zwischen den Ebenen unseres eigenen Geistes, sondern auch die Schranke zwischen unserem Geist und der Göttlichen Intelligenz oder Gott. Innerhalb von Sekunden verbindet diese Technik unseren gesamten Geist mit dem göttlichen Bewusstsein, sodass ein kleiner Teil dieser Unermesslichkeit in unser unendlich viel kleineres Bewusstsein eindringen und es auf eine höhere Stufe heben kann. Dadurch eröffnen sich wundervolle Möglichkeiten.

Die Mental-Behandlung erlaubt uns, Klarheit zu erlangen, Verständnis zu erreichen, Einsichten, Inspiration und Motivation zu gewinnen. Wir können sie anwenden, um die Art und Weise unseres Fühlens und Denkens zu verändern. Innerhalb weniger Minuten kann durch sie zum Beispiel tiefe Depression in Optimismus verwandelt werden, Unsicherheit in Selbstvertrauen, Verwirrung in Klarheit oder Müdigkeit in Energie. Indem wir die Mental-Behandlung anwenden, können wir körperliche Heilung unterstützen und beschleunigen, und wir können sogar die Entwicklung von Problemen verhindern, wenn wir wachsam und aufmerksam sind. Wann immer ich eine Erkältung oder ein anderes körperliches Problem nahen fühle, benutze ich die Mental-Behandlung, um es aufzulösen und aufzuhalten, bevor es sich richtig festsetzt.

Richtlinien für die Anwendung der Mental-Behandlung

Eine Mental-Behandlung kann für sich allein einer Person *mit ihrer Erlaubnis* gegeben werden. Als Behandlungsposition eignet sich das Sitzen auf einem Stuhl. Sie kann auch *mit Erlaubnis* im Verlauf einer Direktbehandlung durch Handauflegen angewandt werden. (Ich gebe die Mental-Behandlung normalerweise nach Beendigung der ersten beiden Kopf-Positionen.) Und sie kann natürlich in Abwesenheit

gegeben werden, wiederum *mit Erlaubnis.* Sich selbst eine Mental-Behandlung zu geben, entweder durch die Direkt- oder die Fernmethode, ist eine ganz wunderbare Art und Weise, sich selbst harmonisch, zentriert und offen für den Fluss des Lebens zu erhalten.
Die Mental-Behandlung muss mit dem allergrößten Respekt angewandt werden. *Niemals darf sie einer anderen Person ohne deren Erlaubnis gegeben werden.* Während Sie die Mental-Technik anwenden, ist es außerordentlich wichtig, ein reines Instrument zu sein. Ist die Verbindung einmal hergestellt, ist das Bewusstsein der beiden Personen auf allen Ebenen aufeinander ausgerichtet. Dabei ist es unbedingt erforderlich, dass Sie Ihren Geist so ruhig und leer wie möglich halten.

Bevor Sie beginnen, fragen Sie den zu Behandelnden, ob er möchte, dass Sie um Gottes Hilfe oder die Unterstützung seines Höheren Selbst bitten. (Wenn Sie eine Mental-Behandlung im Rahmen einer vollständigen Direktbehandlung geben, erörtern Sie dies bitte vor Beginn der Reiki-Behandlung.)
Wenn er an einem speziellen Problem arbeiten möchte, könnten Sie vorschlagen, dass er sich vor Beginn der Behandlung sanft darauf konzentriert, damit sein Unter- und sein Überbewusstsein wissen, dass er in dieser Sache um Hilfe bittet. Denken Sie auch daran, ihm zu sagen, dass Emotionen, geistige Bilder, Einsichten, Erkenntnisse, zufällige Gedanken, die scheinbar nichts mit der Behandlung zu tun haben, oder irgendeine andere Antwort hochkommen können und dass er sie einfach nur betrachten soll. Was immer auch geschieht, es ist in Ordnung.

Nachfolgend einige der Anweisungen, die ich meinen Schülern für die Mental-Behandlung gebe. Sie betreffen die Behandlung einer Person, die auf einem Stuhl sitzt. (Sie gehen in gleicher Weise auch bei einer Person vor, die sich in einer anderen Position befindet.)

So geben Sie eine Mental-Behandlung

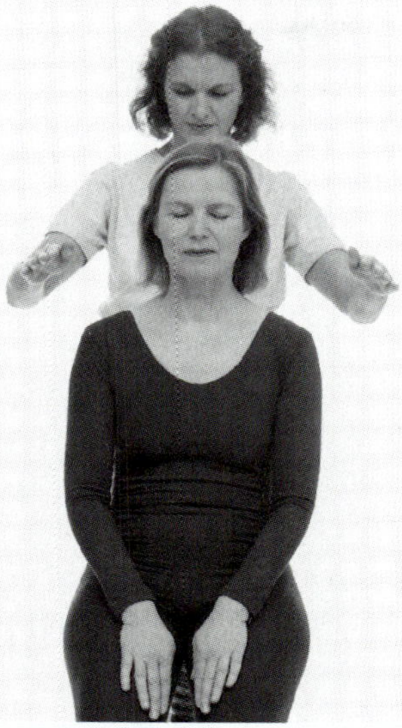

1 Glätten Sie die Aura des zu Behandelnden um Kopf und Schultern herum nach unten.

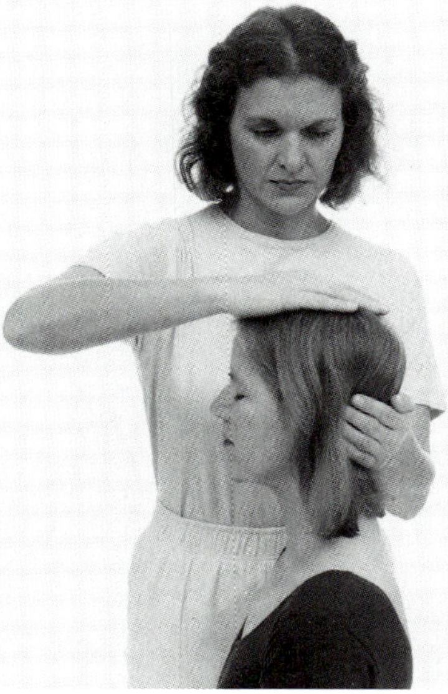

2 Stellen Sie die Verbindung her, indem Sie den Anweisungen Ihres Lehrers für die Mental-Behandlung einer anderen Person folgen.
3 Platzieren Sie die dominante Hand auf dem Scheitel und die andere Hand auf dem Hinterkopf, mit der Handfläche über der Medulla. Nehmen Sie Ihre Hände nicht fort, bis die Behandlung beendet ist.
4 Sprechen Sie jetzt im Geiste zu dem zu Behandelnden und sagen Sie dreimal: «Bitte ignoriere alle meine persönlichen, zufälligen und unterbewussten Gedanken.»

5 Als Nächstes visualisieren Sie beim Einatmen eine Lichtsäule, die oben in Ihren Kopf eintritt und Sie bis zu den Zehen mit Licht füllt. Beim Ausatmen visualisieren Sie weiter, wie das Licht oben in Ihren Kopf eintritt, Ihre Arme hinunter- und durch Ihre Hände in den zu Behandelnden fließt und ihn vom Kopf bis zu den Zehen füllt. Setzen Sie das zwei bis vier Minuten fort oder so lange, bis Sie fühlen, dass Sie beide vollständig mit Licht gefüllt sind.
6 Jetzt konzentrieren Sie Ihre Aufmerksamkeit im Stirn-Zentrum, halten Ihren Geist so klar wie möglich und sagen dreimal (wenn ihr Freund vorher zugestimmt hat): «Gott, gib ... (Name) ..., was er braucht. Zeige ihm, was er wissen muss.»
7 Lassen Sie Gott still durch sich wirken, indem Sie die ganze Zeit Ihren Geist so ruhig und klar halten, wie Sie nur können. Sie können in dieser Phase zehn, fünfzehn oder mehr Minuten verbringen.
8 Wenn Sie die Behandlung beenden wollen, nehmen Sie Ihre Hände sanft fort.
9 Glätten Sie wieder die Aura des zu Behandelnden um Kopf und Schultern nach unten.
10 Gehen Sie den Meridian die Wirbelsäule aufwärts und reiben Sie Ihre Hände sanft aneinander, um die Verbindung zu lösen.

Sich selbst und den zu Behandelnden mit Licht zu füllen ist kein wesentlicher Bestandteil einer Mental-Behandlung, aber meiner Erfahrung nach ist es eine wunderbare Art und Weise, sich zu sammeln und zu zentrieren, und es ist ein angenehmes Gefühl, wenn beide von Licht und Energie erfüllt sind. Sehr häufig spürt die behandelte Person während dieser Phase ein Kribbeln oder ein anderes Gefühl in den Händen und Armen oder Füßen und Beinen. Manchmal kann auch ein Körperteil zucken, und es findet eine spontane Einrenkung statt.
Ich möchte an dieser Stelle noch einmal die unumstößliche Regel für die Mental-Behandlung, nämlich, dass *es absolut verboten ist, diese Technik ohne vorherige Erlaubnis bei jemandem anzuwenden*, wiederholen. Wenn man es trotzdem tut, so sind Rückwirkungen karmischer Natur die Folge. Es reicht nicht aus, in guter Absicht zu handeln. Im nächsten Kapitel über die Fernbehandlung mache ich einen Vorschlag, wie man einer anderen Person eine Fernbehandlung geben kann, auch wenn es nicht möglich ist, vorher die Erlaubnis einzuholen. *Bei der Mental-Behandlung gibt es keine Möglichkeit, eine direkte mündliche*

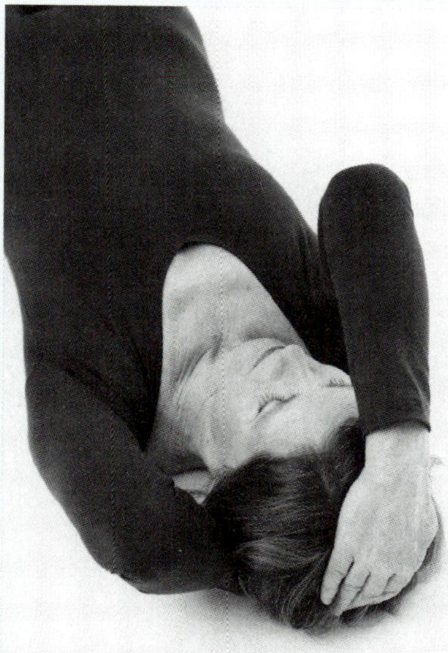

oder schriftliche Erlaubnis zu umgehen. Ohne eine solche dürfen wir nur die anderen Techniken verwenden. Es steht uns jedoch frei, diese wundervolle Technik jederzeit bei uns selbst anzuwenden. Folgen Sie den oben genannten Richtlinien, ob im Sitzen oder Liegen. Im Liegen ist es einfacher, und man kann den Tag hervorragend damit beginnen, sich selbst vor dem Aufstehen eine Mental-Behandlung zu geben. Die Mental-Behandlung ist ein kraftvolles Heilinstrument, und es gibt sicherlich noch sehr viel mehr darüber zu berichten. Ich habe mich auf einige der wichtigeren Punkte, die bei der Anwendung dieser Technik zu beachten sind, beschränkt.

Die Fernbehandlung

Die Fernbehandlung ist ein weiteres großartiges Geschenk des Reiki. Mit dieser Technik können wir Menschen aus der Ferne und uns selbst schnell und einfach behandeln. Und wir können die Technik auf andere wundervolle Art und Weise anwenden. Wir können jedermann an jedem Ort Reiki geben, ob er sich nun im gleichen Raum befindet oder weit entfernt lebt. Ich habe viele Stunden damit verbracht, meinem Mann Fernbehandlungen zu geben, als er direkt neben mir saß, und auch, als ich Tausende von Kilometern von ihm entfernt war. Wenn Sie diese Technik anwenden, sollten Sie nach Möglichkeit die zu behandelnde Person kennen oder zumindest ein Foto von ihr haben. Es ist jedoch auch möglich, jemandem, den Sie nie gesehen haben, Fern-Reiki zu geben. Ich habe es gelegentlich getan, wenn ich gebeten wurde, jemandes Verwandten oder Freund zu helfen, der sich in einem ernsten oder kritischen Zustand befand.

Die Erlaubnis für eine Fernbehandlung

Bei der Anwendung der Fernbehandlung müssen Sie die gleichen Regeln beachten wie bei der Mental-Behandlung. Es ist *sehr* wichtig, dass der Empfänger des Reiki darum gebeten oder zumindest zugestimmt hat, die Behandlung zu empfangen. Es gibt Universelle Gesetze, was die Heilung einer Person durch eine andere betrifft. Das wichtigste unter ihnen ist, dass der freie Wille einer Person *nicht* verletzt werden darf. Das bedeutet, dass von der Person, die das Reiki empfangen soll, die Erlaubnis eingeholt werden *muss*, bevor ihr Reiki gegeben wird. Gute Absichten allein reichen nicht aus. Wenn sich jemand in einem kritischen Zustand befindet oder momentan nicht zu erreichen ist, gibt es jedoch Möglichkeiten, auch dieser Person Heilung zu schicken. Voraussetzung hierfür ist, dass Sie die richtigen Vorsichtsmaßnahmen treffen, indem Sie eine geeignete Affirmation oder Erklärung abgeben, bevor Sie die Energie senden (siehe Punkt 5, Seite 161 f.).

Eine Fernbehandlung vorbereiten

Wenn Sie jemandem eine Fernbehandlung geben wollen, ist es ratsam, mit ihm zu verabreden, dass er während der Behandlungsdauer ruhig in einem Stuhl sitzt, um die Energie zu empfangen. Er sollte sich weder hinlegen, da er dann einschlafen könnte, noch fernsehen, lesen oder sich anderweitig ablenken. Nichts davon hat irgendeine Auswirkung auf die Behandlung selbst. Praktisch gesehen macht es keinen wesentlichen Unterschied, was die Person gerade tut, während sie die Behandlung empfängt. Es ist jedoch von Vorteil, eine derartige Abmachung zu treffen, da der zu Behandelnde dann eher seine eigenen physischen, emotionalen und mentalen Reaktionen auf die Energie wahrnimmt und so in der Lage ist, Ihnen präzises Feedback zu geben. Wenn Sie keine vorherige Abmachung hinsichtlich des Zeitpunktes getroffen haben, dann folgen Sie den unten unter 5 beschriebenen Anweisungen, um sichergehen zu können, dass die Energie angemessen empfangen wird.

Wie die Fernheilungs-Technik angewandt wird

Die Technik, die ich hier beschreibe, ist eine Visualisierungstechnik. Es gibt auch andere Methoden, eine Fernbehandlung durchzuführen, diese ist jedoch diejenige, die ich bevorzuge und in meinen Kursen lehre.

Um die bequemste Haltung für die Behandlung zu finden, lassen Sie die Arme entspannt seitlich hängen und heben dann die Unterarme vom Ellenbogengelenk aus an. Halten Sie Ihre Hände hoch, die Finger zeigen zur Decke, ihre Oberarme und Ellenbogen berühren Ihren Körper. Achten Sie darauf, Hände und Arme am Körper zu halten, sonst verspannen sich Ihre Handgelenke oder Oberarme.

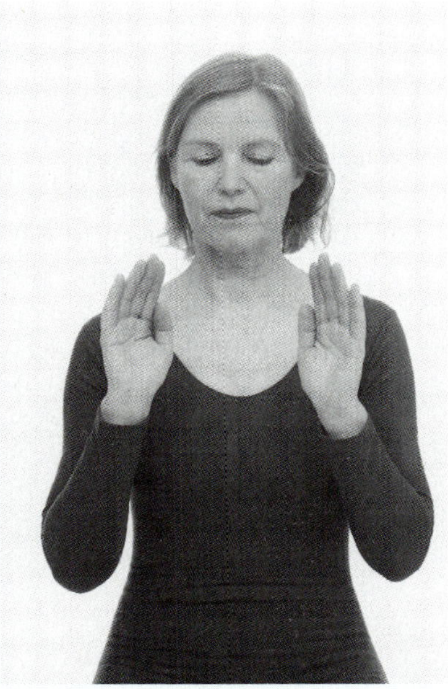

Da es sich hier um eine Visualisierungstechnik handelt und es nur eine einzige wirklich bequeme Position für Ihre Arme gibt, bewegen Sie bei dieser Technik anstelle Ihrer Hände und Arme Ihre Visualisierung nach oben und unten, sodass sich der Bereich, in den Sie Reiki geben möchten, vor Ihren Händen befindet.

1. Setzen Sie sich bequem hin, meditieren Sie ein wenig und zentrieren Sie sich in Ihrem Herzen.
2. Wenn Sie möchten, geben Sie ein bisschen Reiki in Ihre Augen. Visualisieren Sie das Gesicht der zu behandelnden Person. Es ist nicht erforderlich, eine Art Fernsehbild zu sehen. Ein Gefühl vom Gesicht der Person ist ausreichend.
3. Stellen Sie die Verbindung her, indem Sie die Methode des Zweiten Grades anwenden, die Sie gelernt haben.
4. Begrüßen Sie die zu behandelnde Person und fragen Sie sie, ob sie bereit ist, die Behandlung zu empfangen. Sie werden vermutlich ein Nicken oder Lächeln als Antwort erhalten.
5. *Diese Unterscheidungen sind sehr wichtig:*

a) *Wenn Sie bereits die Erlaubnis haben, die Behandlung zu geben,* affirmieren Sie dreimal: «Diese Energie soll zum besten Zeitpunkt zu … (Name) … s höchstem Wohle empfangen werden.»
b) *Wenn Sie die Erlaubnis haben, jemandem eine Behandlung zu geben, der in einem Krankenhaus operiert wird oder sich in medizinischer Behandlung befindet,* affirmieren Sie dreimal: «Diese Energie soll von … (Name) … wie benötigt empfangen werden.»
c) *Wenn Sie keine vorherige Erlaubnis hatten, die Behandlung zu geben,* affirmieren Sie dreimal: «… (Name) …, diese Energie wird dir in Liebe angeboten. Es steht dir frei, sie anzunehmen, wenn du möchtest, und sie jetzt oder später je nach Wunsch zu gebrauchen.»

6 Greifen Sie nach vorn und ziehen Sie den Kopf der Person dichter zu sich heran. Stellen Sie sich vor, dass dieser ungefähr die Größe einer Orange zwischen Ihren Händen hat, und geben Sie ca. fünf Minuten lang Reiki in den Kopf.

7 Stellen Sie sich jetzt vor, dass die Person zurücktritt und wieder vor Ihnen steht. Die Brust befindet sich in Höhe Ihrer Hände. Drehen Sie Ihre Hände so, dass sie Ihrer Visualisierung gegenüberstehen. Platzieren Sie das Kraft-Symbol über dem Oberkörper, von der Schulter bis zur Taille, und schicken Sie fünf Minuten lang Energie gleichzeitig in den ganzen Oberkörper. Da es sich hier um eine Visualisierung handelt, können Sie die Person nach Wunsch verkleinern.

8 Als Nächstes visualisieren Sie den Unterleib der Person, legen Sie das Kraft-Symbol darüber und geben Sie für ungefähr fünf Minuten Reiki hinein.

9 Bitten Sie jetzt die zu behandelnde Person, sich umzudrehen. Nachdem Sie vorher das Kraft-Symbol über dem jeweiligen Bereich angewandt haben, behandeln Sie erst den oberen Rücken fünf Minuten lang und dann den unteren Rücken fünf Minuten lang.

10 Wenn Sie die Behandlung beendet haben, lassen Sie die Person sich wieder umdrehen. Glätten Sie die Aura, streichen Sie den Meridian hinauf und reiben Sie Ihre Hände, um die Verbindung zu unterbrechen.

Diese ist eine sehr kraftvolle und wirkungsvolle Behandlung. Während Sie die jeweiligen Bereiche des Körpers behandeln, können Sie fühlen, an welchen Stellen mehr Reiki als anderswo benötigt wird, sodass Sie zusätzliche Zeit über

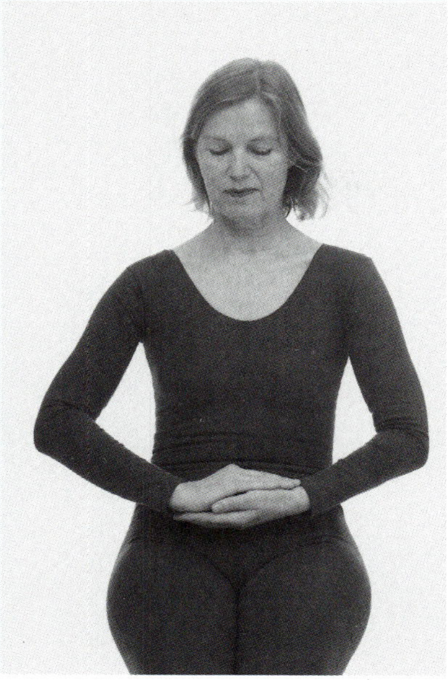

diesen Bereichen verbringen können.

Eine Alternative:
Eine andere Art, die Fernbehandlung zu geben, ist, die ganze Person zwischen den Handflächen zu halten. Nachdem Sie das Gesicht der Person visualisiert, die Verbindung hergestellt und die passende Affirmation (siehe Punkt 5, Seite 162) gesprochen haben, stellen Sie sich vor, dass die Person sehr klein wird und sanft in Ihre Hände gleitet. Halten Sie die Person fünfzehn bis dreißig Minuten in Ihren Händen, während Sie Ihre Aufmerksamkeit darauf konzentrieren, Reiki zu geben.

Beide Methoden sind sehr wirkungsvoll, die zweite Methode ist beliebt, weil sie einfacher ist und schneller geht. Ich habe jedoch Schüler, die auch nach vielen Jahren Reiki-Praxis noch immer die längere Methode vorziehen. Sie finden, dass sie kraftvoller ist und dass die Bereiche, die Reiki am meisten benötigen, einfacher zu erkennen sind.

Die zwei wichtigsten Regeln

Ich wiederhole noch einmal: Die unumstößlichste Regel für eine Fernbehandlung ist die unbedingt erforderliche Erlaubnis des Empfängers. Die zweite wichtige Regel ist, dass, abhängig davon, wann die Energie empfangen werden soll, die passende Affirmation gesprochen werden muss. Wenn keine Erlaubnis eingeholt werden konnte, verwenden Sie die Affirmation unter Punkt 5 c (S. 162).
Diese Regeln gelten auch für die Behandlung von Kindern. Sogar ein sehr kleines Kind weiß auf der Seelen-Ebene, warum es ein körperliches Problem hat. Wenn ein Kind zu klein ist, als dass man es persönlich fragen könnte, ob es etwas Reiki möchte, dann halten Sie sich wieder an Punkt 5 c (S. 162).

Die Behandlung von Tieren und Pflanzen

Die Fernbehandlung ist auch ein einfacher und effektiver Weg, um Haustiere zu behandeln, besonders Katzen oder Tiere, die schwierig anzufassen sind.
Auch Pflanzen können auf diese Weise behandelt werden, wenn eine direkte Reiki-Behandlung nicht möglich ist.
Wenn Sie glauben, dass Sie eine Erlaubnis zur Behandlung Ihrer Haustiere und Pflanzen haben sollten, dann folgen Sie der oben beschriebenen Anweisung.

Die Möglichkeiten der Fernheilungs-Technik

Die Möglichkeiten der Anwendung dieser Technik sind mannigfaltig. Wie auch bei der Mental-Behandlung wäre noch viel über das hier Gesagte hinaus hinzuzufügen. Es gibt andere wunderbare Möglichkeiten, die Ferntechnik anzuwenden. So kann mit der Vergangenheit, der Gegenwart und der Zukunft, mit Emotionen, mit für uns schwierigen Situationen und mehr gearbeitet werden. In der Tat ist es ein großer Segen, dieses wunderbare Geschenk in unserem Leben zu haben.

Die Einweihung und ihre Bedeutung

Die Einweihung ist der Fels, auf den Reiki gebaut ist. Sie ist das grundlegende Prinzip, ohne das Reiki, so wie wir es anwenden, nicht existieren würde. Es gibt viele verschiedene Arten von Heilenergie und mehrere Wege, Zugang zu ihnen zu finden. Die Energie des Reiki jedoch und die Methode, sie zugänglich zu machen, basieren auf Initiation. Zu diesem Thema wird sehr viel in heiligen Texten überliefert. Was ich hier beschreibe, beruht auf meinem Verständnis von und meiner Erfahrung mit der Initiation, wenn sie auf spirituellen Gesetzen und spiritueller Wahrheit basiert.

Initiation ist seit Anbeginn der Zeiten ein Weg, die heilige angeborene Energie im Eingeweihten zu erwecken. Es ist eine wissenschaftliche Methode, spirituelle Energie zu übertragen, die im Bewusstsein des Eingeweihten eine Verschiebung in eine höhere Realität bewirkt. Reiki ist eine heilige Wissenschaft, und die Energie des Reiki wird mittels Initiation durch einen erweckten Meister auf den Schüler übertragen und aktiviert.

Obwohl noch nicht bewiesen wurde, dass Reiki eine Wissenschaft im Sinne eines modernen wissenschaftlichen Modells ist, glaube ich, dass dies in nicht allzu ferner Zukunft der Fall sein wird. Ich bin sicher, dass es innerhalb der nächsten Jahre möglich sein wird, mit Hilfe wissenschaftlicher Methoden Fragen zu beantworten, wie: Wer ist korrekt eingeweiht und wer nicht? Wer hat die wahre Reiki-Energie, und wer ist Träger einer anderen Schwingung?

In diesem Kapitel über Initiation schreibe ich über die Energie, die von Dr. Usui Reiki genannt wurde. Heutzutage werden viele Symbole und Einweihungsverfahren angewandt, die sich sehr weit von dem entfernt haben, was von Dr. Usui weitergegeben wurde. Viele Lehrer verbinden ihre Schüler nicht mit Reiki, sondern arbeiten mit Energien, die eine andere Schwingungsfrequenz als Reiki haben und die rechtmäßig nicht Reiki genannt werden können und auch nicht Reiki genannt werden sollten. Es wäre klarer und zutreffender, andere Namen für diese vielen anderen Arten von Energie zu benutzen. Ich spreche hier nicht über diese verschiedenen Energien im Hinblick auf ihren relativen Wert oder ihre Wirksamkeit als Heilinstrumente, sondern über die Tatsache, dass viel Verwirrung im Bereich von Reiki aufgekommen ist, weil alle diese Energien als Reiki dargeboten werden, ohne es zu sein. Ich hoffe, dass meine Worte bei denjenigen, die dafür empfänglich sind, zu einem größeren Verständnis für und Wissen über die Übertragung von Dr. Usuis Reiki-Kraft führen.

Was bei der Einweihung geschieht

Wenn ein Schüler korrekt durch einen Meister eingeweiht wird, der die Energie in reiner Form durch eine ununterbrochene geradlinige Abstammung in sich trägt, dann ist der Eingeweihte für immer mit dem unerschöpflichen Reiki-Reservoir verbunden. Die Initiation selbst erzeugt ein spirituelles Erwachen und eine Beschleunigung des gesamten Seins des Schülers, dessen physischer Körper einen Wandel auf der atomaren Ebene erfährt und feiner und empfindsamer wird. Gleichzeitig begründet die Einweihung eine mächtige elektromagnetische Verbindung zwischen dem Schüler und dem Meister.
Wahre Initiation ist kein bloßes Ritual. Es ist eine Zeremonie, in der ein echter Lehrer, geführt und geschützt durch die Meister seiner Abstammungslinie, das Instrument ist, durch welches die Energie des Reiki auf den Schüler übertragen

wird. Während der Einweihung muss die Energie durch die Wirbelsäule und das Nervensystem des Meisters fließen, die folglich entscheidende Bestandteile der Zeremonie sind.
Alle spirituellen Praktiken, gleich welcher Art oder welchen Ursprungs, haben einen Zweck, nämlich die Schwingungsfrequenz des Individuums zu erhöhen und die feinstofflichen Energien der Wirbelsäule zu stärken. (Die Wirbelsäule ist der Baum des Lebens, der Pfad zu Gott. In vielen religiösen Traditionen steht der Baum als Symbol für die Wirbelsäule.)
Je höher die Schwingung einer Person ist, umso mächtiger ist die Energie, die ihre Wirbelsäule halten kann. Dies beeinflusst die Art der Einweihung. Ein Meister, der über eine enorme Menge von Energie verfügt, ist fähig, eine stärkere Ladung von Energie auf den Schüler zu übertragen. Je mächtiger die Wirkung auf den Schüler ist, umso höher ist die Ebene, die der Schüler sofort erreichen kann. Mit anderen Worten, der Schüler kann nur das bekommen, was der Lehrer geben kann. Und was der Lehrer geben kann, hängt grundsätzlich von den Einweihungen ab, die der Meister und seine Abstammungslinie erhalten haben.

Die Bedeutung der Abstammungslinie

Wenn die Linie nicht unterbrochen wurde, wird die reine Energie des Reiki von den Meistern Dr. Mikao Usui, Dr. Chujiro Hayashi und Mrs. Hawayo Takata durch den einweihenden Meister an den Schüler weitergegeben und schafft so ein konkretes und dauerhaftes Bindeglied zwischen ihnen allen. Geschieht dies, dann unterstützt und lenkt die führende Kraft der Abstammungslinie den Schüler in seiner Reiki-Praxis und in seinem Entwicklungsfortschritt.
Auf der anderen Seite gewinnt eine Person wenig, die von jemandem eingeweiht wird, der nicht über die Energie der ununterbrochenen und unverdorbenen Abstammungslinie verfügt. In diesem Fall wird die Initiation zu einem bloßen Ritual ohne spirituelle Tiefe und Kraft. Wurde der einweihende Lehrer selbst mit verfälschten Symbolen und Zeremonien eingeweiht, wodurch die Abstammungslinie unterbrochen und verdorben ist, dann kann ein solcher Lehrer zwar einen bestimmten Grad oder Typus von Energie übertragen, aber es ist unwahrscheinlich, dass dieses die reine Energie des Reiki ist. Es wird unzweifelhaft eine Wirkung haben, aber es ist nicht sicher, ob diese nicht manchmal sogar schädlich für den Schüler sein kann.

Die Einweihung zum Ersten Reiki-Grad wird in vier gesonderten Zeremonien gegeben. Mit jeder dieser Zeremonien wird die Verbindung des Schülers sowohl zu Reiki als auch zu seinem einweihenden Meister gestärkt, und er ist fähig, als Kanal für einen größeren Energiefluss zu dienen.

Die Einweihung zum Zweiten Reiki-Grad wird in einer Zeremonie gegeben. Dies ist eine außerordentlich kraftvolle Initiation, die den Schüler auf eine höhere Stufe von Reiki bringt und das Band zwischen Meister und Schüler weiter stärkt. Die energetische Verbindung, die zwischen ihnen besteht, ist dauerhaft, wenn sie nicht von einer Einweihung durch einen anderen Meister überlagert oder geschwächt wird.

So werden Energieverbindungen geschwächt

Ich kenne Reiki-Praktizierende, die für jede Reiki-Stufe zu anderen Meistern gegangen sind. Manche haben es sich zur Gewohnheit gemacht, so viele Initiationen wie nur möglich von einer großen Anzahl von Lehrern zu erhalten. Unglücklicherweise bedeutet in dieser Situation mehr nicht besser. Wie schon erwähnt, verbindet eine Einweihung zwei Menschen auf eine sehr konkrete Weise. Beschließt der Inhaber des Ersten Grades, der von einem rechtmäßigen Meister eingeweiht wurde, für die Initiation zum Zweiten Grad zu jemand anderem zu gehen, dann wird dies die Energieverbindung des Schülers mit dem Meister, der ihn in den Ersten Grad eingeweiht hat, überlagern und möglicherweise sogar schwächen.
Ist der in den Zweiten Grad einweihende Meister ein wahrer Meister, der korrekt eingeweiht wurde, dann wird die Qualität des Reiki, das der Schüler besitzt, nicht verändert.
Hat ein Schüler die Einweihung zum Ersten Grad von einem wahren Meister bekommen und geht er für die Initiation zum Zweiten Grad zu einem anderen Lehrer, der *nicht* einer ununterbrochenen Abstammungslinie entstammt und der *nicht* korrekt einweiht, dann wird die Qualität des Reiki, das der Schüler in der ersten Initiation erhalten hat, durch die Energie, die von dem in den Zweiten Grad einweihenden Lehrer übertragen wird, verunreinigt.
Mit anderen Worten, das Reiki, das nach einer wahren Einweihung zum Ersten Grad im Schüler zu fließen begann, wird nicht verändert, wenn die Initiation zum Zweiten Grad auch wahrhaftig ist. Haben die Einweihungen zum Ersten Grad den Schüler mit dem wahren Reiki,

die Initiationen zum Zweiten Grad ihn jedoch mit einer anderen Art von Energie verbunden, dann wird das Reiki, das der Schüler hatte, beeinträchtigt.

Die Initiation zum Reiki-Meister

Das Gleiche gilt für die Einweihung zum Reiki-Meister. Einige meiner Schüler haben die Initiationen zum Ersten und Zweiten Grad sowie die Schulung durch mich erhalten. Später sind sie dann zu jemand anderem gegangen, um in die dritte Stufe des Reiki eingeweiht zu werden. Diejenigen, die die Initiation zum Reiki-Meister von einem rechtmäßigen Meister erhielten, haben weiterhin die wahre Reiki-Energie bewahrt und geben sie verantwortungsvoll an ihre Schüler weiter.

Einige andere sind zu Lehrern gegangen, die mit einer anderen Schwingung oder Energie arbeiten. Bei verschiedenen Gelegenheiten konnte ich später beobachten, wie die neue Energie sich auf ihr Reiki ausgewirkt hat. Es hat eine sofortige Abkehr von den anspruchsvollen Einweihungsprotokollen, die von einem wahren Reiki-Meister verlangt werden, stattgefunden, sie haben die Anzahl der Einweihungen verringert, geben die Einweihungen zum Ersten und Zweiten Grad kurz hintereinander und erteilen ihren Schülern sehr wenig strukturierten Unterricht.

In den Fällen, in denen meine Schüler des Ersten und Zweiten Grades die Meister-Initiation von einer anderen Person erhalten haben, ist das Band zwischen uns nicht länger eine dynamische Kraft geblieben, und zwar nicht aufgrund einer Absicht oder Handlung meinerseits, sondern einfach deswegen, weil dies das Wesen der Initiation ist. Da das Band zwischen dem Einweihenden und dem Eingeweihten in der Tat sehr real und wichtig ist, sollten Sie gut überlegen, von wem Sie eine Initiation annehmen wollen. Die spirituelle Ebene und die Integrität des einweihenden Meisters und die Korrektheit der Initiationen, die er gibt, sind ebenso wichtig wie die Ebene des Wissens und der Erfahrung, die er als Reiki-Lehrer und Praktizierender anbieten kann.

Reiki-Meister, die andere Reiki-Meister einweihen

Wenn ein Reiki-Meister einen anderen Reiki-Meister einweiht, dann hebt das die damit verbundenen Belange auf eine noch höhere Stufe. Es gibt keine spezielle äußere Zeremonie oder Initiation, die empfangen werden muss, bevor ein Reiki-Meister beginnen sollte, andere Reiki-Meister einzuweihen.

Dieses hat zu enormen Missverständnissen und unangemessenen Handlungen bei vielen Menschen geführt. Von einem Meister, der mit der Initiation anderer Reiki-Meister beginnt, verlangt Reiki sehr viel mehr als von demjenigen, der nur die Einweihungen zum Ersten und Zweiten Grad gibt. Um wahrhaftig vorbereitet zu sein, sollte der einweihende Meister Hunderte von Stunden Reiki-Behandlungen und viele Kurse gegeben und mehrere Jahre lang vierundzwanzig Stunden am Tag mit jedem Atemzug, in allen Situationen und allen Lebenslagen Reiki gelebt haben. Dies gilt nicht nur einfach deshalb, weil der Meister dann ein besserer Lehrer für den neuen Meister sein wird, sondern weil sich dadurch die Energie des Reiki eine lange Zeit dynamisch durch sein Nervensystem und seine Wirbelsäule bewegt und folglich sein physischer Körper stärker ist und in einer höheren Frequenz vibriert.

Die Einweihung eines anderen Meisters sollte mit dem größten Ernst und größter Vorbereitung unternommen werden, niemals leichtfertig, gedankenlos oder zu früh.

Meine auf eigenen Erfahrungen beruhende Überzeugung ist, dass ein Reiki-Meister, der seinen ersten Reiki-Meister einweiht, selbst die Initiation erhält, die ihn befähigt, diese Stufe der Einstimmung und Energie auf eine andere Person zu übertragen. In meinem Falle war die Intensität dieser Erfahrung fast überwältigend. Nachdem ich die Einweihung gegeben hatte, musste ich mich hinsetzen und war einige Minuten lang nicht fähig zu sprechen. Auf dieser Stufe ist die Bedeutung der Initiation, die einen Reiki-Meister befähigt, andere Reiki-Meister einzuweihen, so groß, dass sie nicht mehr körperlich gegeben wird, sondern direkt von höheren Wesen. Im Prinzip trifft dies natürlich auf alle Stufen der Initiation zu, insofern als der einweihende Meister lediglich ein Instrument ist und die wahre Stärke und Kraft aus einer höheren Quelle kommen. Das Ausmaß von Stärke und Kraft, das übertragen werden kann, ist jedoch abhängig vom Grad der Entwicklung des einweihenden Meisters. Gleichgültig wie hoch die Stufe ist, von welcher die Energie kommt, nur so viel, wie der physische Körper des Meisters halten kann, kann von dem Eingeweihten empfangen werden. Und nur wenn der Meister aus einer unverdorbenen Abstammungslinie kommt und die korrekten Verfahren und Symbole benutzt, dann wird diese Energie selbst Reiki sein.

Die Autorin

Nach einer langen Suche entdeckte Mary McFadyen 1979 Reiki. Als eine von 22 Reiki-Meistern erhielt sie 1980 das Privileg, von Mrs. Hawayo Takata, der japanisch-amerikanischen Meisterin, die in den 30er Jahren Reiki von Japan in den Westen brachte, eingeweiht zu werden.
1981 brachte Mary McFadyen Reiki nach Europa. Sie unterrichtete die ersten europäischen Reiki-Klassen in Deutschland und in der Findhorn Community in Schottland. Seitdem hat sie in Europa, überall in den Vereinigten Staaten und vielen anderen Ländern dieser Erde unterrichtet und Vorträge gehalten.
1990 gründete sie Reiki Outreach International, eine Organisation, die sich der weltweiten Verbreitung von Reiki widmet. R.O.I. hat seinen Sitz in Deutschland und ein Netzwerk, das die Vereinigten Staaten und viele andere europäische Länder einschließt.
Mary McFadyen wuchs in England auf und ging dann als junge Frau nach Kalifornien, wo sie viele Jahre lebte. Heute wohnt sie in Florida.

Mary McFadyen kann unter folgender Adresse kontaktiert werden:
P. O. Box 320007
Cocoa Beach, FL 32931
USA

Reiki Outreach International

Kriege, Gewalt, Naturkatastrophen, Seuchen und vieles mehr belasten unsere Erde und ihre Bevölkerung. Reiki Outreach International hat sich als Ziel gesetzt, die Energie vieler Reiki-Praktizierender zu nutzen, um derartige Situationen zum höchsten Wohle zu verändern. Die Webseiten und das Telefonnetzwerk von Reiki Outreach International (R.O.I.) nennen zwei bedeutende Situationen, in die Reiki-Praktizierende – entweder in Gruppen oder allein – so oft wie möglich Reiki geben sollten. Der gemeinsame Einsatz vieler Praktizierender, die Reiki auf dieselben Situationen konzentrieren, hat bereits starke Wirkungen gezeigt. So zum Beispiel bei Kriegen im Irak, in Bosnien, Irland, Georgien, Ost-Timor und in der Tschechei, bei den Folgen von Erdbeben, Hurrikans, Taifunen und Vulkanausbrüchen, bei den Auswirkungen von Menschen verursachter Katastrophen und möglicher Unglücke wie Ölkatastrophen und Flugzeugentführungen sowie bei größeren Ausbrüchen von Seuchen wie Cholera.

R.O.I. hat derzeit ungefähr 2000 eingetragene Mitglieder in der ganzen Welt. Alle Reiki-Praktizierenden sind eingeladen, an dieser wertvollen Arbeit mitzuwirken.

Kontakte für weitere Informationen:

Reiki Master Ann Thevenin
Director
Reiki Outreach International
P. O. Box 191156
San Diego, CA 92159-1156
USA

Web page:
annieo.com/reikioutreach
R.O.I.-Ansage: 1-916-863-1500

Reiki Master Jürgen Dotter
Koordinator für Europa
Deutsches Zentrum R.O.I.
Postfach 326
D-83090 Bad Endorf
Deutschland

Web page: roi_d@topmail.de
R.O.I.-Ansage: 0 80 53-38 90

Literaturverzeichnis

Blate, Michael, *The Natural Healer's Acupressure Handbook*, Holt, Rinehart and Winston, New York, 1977.

Bendit, Lawrence, and Phoebe D., *The Etheric Body of Man*, The Theosophical Publishing House, Wheaton, Illinois, 1977.

Cooke, Ivan, *Healing by the Spirit*, The White Eagle Publishing Trust, Liss, Hampshire, England, 1994.

Houston, F. M., *The Healing Benefits of Acupressure*, Keats Publishing, Inc., New Canaan, Connecticut, 1974.

Petter, Frank Arjava, *Reiki Fire*, Windpferd Verlagsgesellschaft mbH, Aitrang, Germany, 1997.

Rama, Swami; Ballentine, Rudolph, and Ajaya, Swami, *Yoga and Psychotherapy: The Evolution of Consciousness*, The Himalayan International Institute of Yoga Science and Philosophy, Honesdale, Pennsylvania 18431, 1976.

Tigunait, Pandit Rajmani, *The Power of Mantra and The Mystery of Initiation*, The Himalayan International Institute of Yoga Science and Philosophy of the U.S.A., Honesdale, Pennsylvania 18431, 1996.

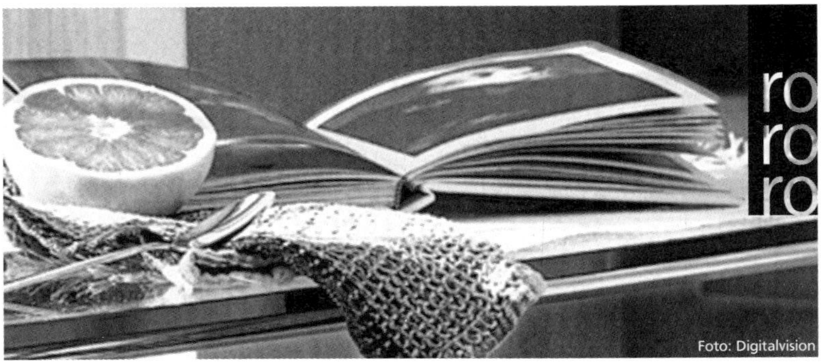

Feng Shui gegen das Gerümpel des Alltags – Der Bestseller von Karen Kingston

Wie man ausmistet
Den Papierkram beherrschen
Gerümpelfrei bleiben

Feng Shui ist die chinesische Kunst, Häuser so zu bauen und Räume so einzurichten, dass Menschen sich darin wohl fühlen und ihr Energieniveau behalten oder sogar stärken. Nun werden wir vielleicht nicht gleich unser Haus umbauen oder unsere Wohnung völlig umgestalten wollen, aber Gerümpel haben wir alle. Wie wir uns davon befreien und so unsere gestaute Energie und damit unser ganzes Leben in Schwung bringen, erklärt die international bekannte Feng-Shui-Expertin Karen Kingston in ihrem ungemein praktischen Ratgeber.

«Ein großartiges Buch, das schon lange überfällig war. Ich habe es innerhalb einer Woche gleich zweimal gelesen, und es hat mir das Leben auf erfreuliche Art und Weise leichter gemacht.»
Louise L. Hay

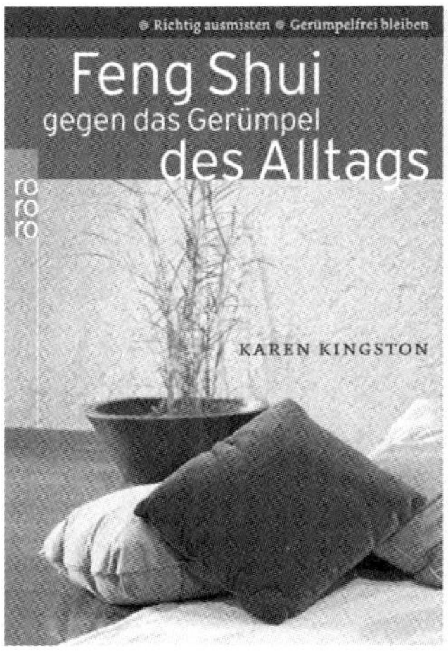

3-499-61399-9